國家古籍整理出版專項經費資助項目

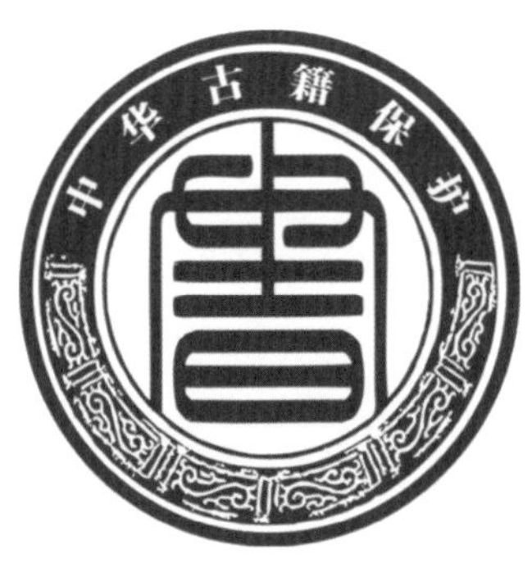


中華古籍保護計劃

ZHONG HUA GU JI BAO HU JI HUA CHENG GUO

·成果·

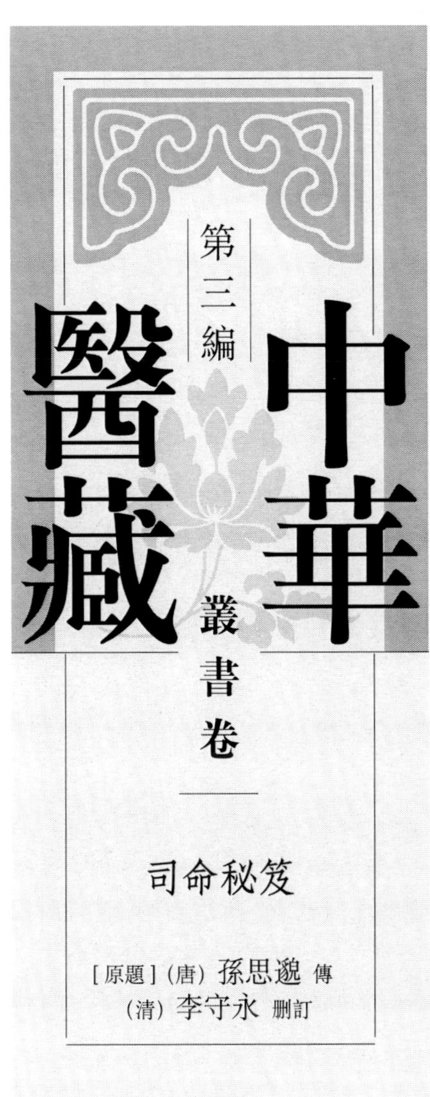



《中華醫藏》編委會 編

江凌圳 主編



國家圖書館出版社

圖書在版編目(CIP)數據

司命秘笈/[原題](唐)孫思邈傳,(清)李守永删訂;《中華醫藏》編委會編;江凌圳主編. --北京:國家圖書館出版社,2024. 11. --(中華醫藏·第三編·叢書卷). --ISBN 978-7-5013-8207-1

Ⅰ. R2-52

中國國家版本館 CIP 數據核字第 2024XX4673 號

| | |
|---|---|
| 書　　名 | 司命秘笈 |
| 著　　者 | [原題](唐)孫思邈 傳　(清)李守永 删訂 |
| 叢 書 名 | 中華醫藏·第三編·叢書卷 |
| 著　　者 | 《中華醫藏》編委會 編　江凌圳 主編 |
| 項目統籌 | 殷夢霞 |
| 責任編輯 | 張愛芳　靳　諾　宋紅垚 |
| 編　　務 | 湯紅霞 |
| 封面設計 | 敬人書籍設計工作室 |
| 出版發行 | 國家圖書館出版社(北京市西城區文津街7號　100034)<br>(原書目文獻出版社　北京圖書館出版社)<br>010-66114536　63802249　nlcpress@nlc.cn(郵購) |
| 網　　址 | http://www.nlcpress.com |
| 印　　裝 | 北京華藝齋古籍印務有限公司 |
| 版次印次 | 2024年11月第1版　2024年11月第1次印刷 |
| 開　　本 | 787×1092　1/16 |
| 印　　張 | 25 |
| 書　　號 | ISBN 978-7-5013-8207-1 |
| 定　　價 | 800.00 圓 |

# 《中華醫藏》規劃指導委員會　編纂委員會

## 專家委員會人員名單（二〇一二年）

### 規劃指導委員會

主任委員：蔡　武　王國强

副主任委員：楊志今　周和平　李大寧

委　　員：趙　雯　于　群　劉小琴　詹福瑞　蘇　國　石鵬建　閆　金　王　居

孫光奇　裴　飈　段　勇　王　煉　桑濱生　李　昱　晋保平

### 規劃指導委員會辦公室

主　　任：劉小琴

副 主 任：張志清　李　昱

成　　員：尹壽松　王思成　崔　蒙　柳長華　王振國

# 專家委員會

顧　　問：傅熹年　丁　瑜　王　堯　安平秋

主任委員：李致忠　王永炎

副主任委員：曹洪欣

委　　員（按姓氏筆畫排序）：

王玉川　石學敏　史金波　白化文　朱良春　朱鳳瀚　李今庸　李經緯

余瀛鰲　馬繼興　陸廣莘　陳可冀　張燦玾　程毅中　路志正　鄧鐵濤

注：《中華醫藏》規劃指導委員會、編纂委員會、專家委員會人員名單據二〇一二年八月文化部、國家中醫藥管理局『關於成立《中華醫藏》規劃指導委員會、《中華醫藏》編纂委員會、《中華醫藏》專家委員會的通知』（文公共函〔二〇一二〕一五八五號）

# 《中華醫藏》規劃指導委員會　編纂委員會

## 專家委員會人員名單（二〇二二年）

### 規劃指導委員會

主任委員：胡和平　余艷紅　于文明

副主任委員：張　旭　熊遠明　王志勇

委　　員：馬秦臨　李　宏　陳彬斌　張志清　唐愛華　孫志誠　王新祥　王啓明
王小龍　張劍輝　羅　静　崔建民　王思成　劉群峰　李　昱　陳榕虎

### 規劃指導委員會辦公室

主　　任：陳彬斌　李　昱

副 主 任：張志清　陳榕虎

成　　員：湯　琳　邱　岳　賀曉路　李海燕　蕭永芝　王振國

# 編纂委員會

## 編纂委員會辦公室

主　　任：張志清　唐旭東

副 主 任：湯　琳　邱　岳　蘇品紅　李海燕

蕭永芝　王振國　魏　崇

成　　員（按姓氏筆畫排序）：

王　沛　王　鵬　王春燕　王映輝　王紅蕾　李　辰　李　兵　李　萌

李雨欣　李鴻濤　佟　琳　宋咏梅　范　磊　周　揚　洪　琰　陳　聰

陳廣坤　張　磊　張效霞　張偉娜　張愛芳　張豐聰　葛　政　賀曉路

楊照坤　趙文友　臧守虎　劉更生　儲戟農

# 專家委員會

顧　　問：傅熹年　丁　瑜　王　堯　安平秋

主任委員：周和平　李致忠　王永炎

副主任委員：曹洪欣

委　　員（按姓氏筆畫排序）：

于智敏　王　琦　王玉川　王旭東　王莒生　王振國　王國辰　石學敏

史金波　白化文　仝小林　邢玉瑞　朱良春　朱鳳瀚　伊廣謙　李大寧

李今庸　李秀明　李宗友　李經緯　李鴻濤　余瀛鰲　沈澍農　武繼彪

孟慶雲　胡曉峰　柳長華　段逸山　馬繼興　高文柱　陸廣莘　陳可冀

陳其廣　黃龍祥　崔　蒙　張如青　張志斌　張華敏　張瑞賢　張燦玾

萬　芳　董洪利　程毅中　焦振廉　楊成凱　楊金萍　裘　儉　甄　艷

路志正　趙京生　臧守虎　鄭金生　鄧鐵濤　魯兆麟　劉保延　劉時覺

諸國本　潘桂娟　薛清禄　錢超塵　嚴世芸　嚴季瀾

注：《中華醫藏》規劃指導委員會、編纂委員會、專家委員會人員名單據二〇二二年六月文化和旅游部、國家中醫藥管理局『關於調整《中華醫藏》規劃指導委員會、編纂委員會、專家委員會的通知』（文旅公共發〔二〇二二〕六八號）

# 前言

中醫藥是中華民族的偉大創造，是包括我國漢族和少數民族醫藥在内的各民族醫藥的統稱，具有悠久的歷史傳統、獨特的理論體系和豐富的技術方法，反映了中華民族對自然、生命、健康和疾病的認識，是我國獨具特色優勢的衛生、經濟、科技、文化和生態資源，具有科學和人文雙重屬性。中醫藥古籍承載着中華民族特有的精神價值、思想智慧和生命健康知識，蕴含着豐富而寶貴的原創思維、獨特理論和實踐經驗，是養生保健、防病治病理論與方法的寶藏，更是中醫藥科技創新和學術進步的源泉。發掘、整理、保護和利用中醫藥古籍，不僅是弘揚中華優秀傳統文化的重要舉措，也是傳承中醫藥學術精華、促進中醫藥原始創新的必由路徑。

毛澤東同志指出：『中國醫藥學是一個偉大的寶庫，應當努力發掘，加以提高。』在黨和政府的大力支持與推動下，我國持續開展了中醫藥古籍普查、整理和研究工作。1954年11月，《中共中央批轉中央文委黨組關於改進中醫工作問題的報告》中提出，『整理出版中醫書籍：出版中醫中藥書籍，包括整理、編輯和翻印古典的和近代的醫書』，係中央對中醫藥古籍工作的首次指示，對推動中醫藥古籍工作起到了重要作用。《1963—1972年科學技術發展規劃綱要》將『整理和注解歷代中醫名著』列爲工作任務，中醫藥古籍工作首次被納入國家規劃。爲落實全國《古籍整理出版規劃（1982—1990）》，自1982年起，原衛生部先後下達了二百餘種中醫藥古籍整理研究任務，整理出版了一批經典中醫藥古籍。2005年，財政部設立專項，實施了『中醫古籍搶救工程』。2010年，財政部支持國家中醫藥管理局實施公共衛生專項資金項目『中醫藥古籍保護與利用能力建設』，成果彙成《中國古醫籍整理叢書》陸續出版。同時，在有關部門的推動下，國家圖書館（國家古籍保護中心）、中國中醫科學院中醫藥信息研究所（全國中醫行業古籍保護中心）組織全國專家學者開展了大量調研工作，從一萬三千餘種中醫藥古籍中遴選古籍元典二千二百八十九種，初步形成了《中華醫藏》選目；在進行全國古籍普查的基礎上推進中醫藥古籍普查，編纂中醫藥古籍普查登記目録，進一步理清了中醫藥古籍的存世狀況。這些工作的開展，使得中醫藥古籍保護、整理和研究工作薪火相傳，延續至今。

習近平總書記指出，『中醫藥學是中國古代科學的瑰寶，也是打開中華文明寶庫的鑰匙』，强調要『切實把中醫藥這一祖先留給我們的寶貴財富繼承好、發展好、利用好』。黨的十八大以來，歷久而彌新的中醫藥學迎來了天時、地利、人和的歷史發展機遇，中醫藥古籍工作得到前所未有的重視和加强。2019 年，《中共中央 國務院關於促進中醫藥傳承創新發展的意見》提出『挖掘和傳承中醫藥寶庫中的精華精髓。加强典籍研究利用，編撰《中華醫藏》』。2022 年，中共中央辦公廳、國務院辦公廳印發的《關於推進新時代古籍工作的意見》，提出『梳理挖掘古典醫籍精華，推動中醫藥傳承創新發展，增進人民健康福祉』。系統總結、整理、挖掘中醫藥古籍資源，夯實中醫藥學進一步發展的理論基礎，促進中醫藥傳承創新發展，努力保障人民身心健康，增進社會福祉，成爲行業期待、社會所需和時代召喚。爲此，在全國古籍普查工作已取得重大成果的今天，去粗取精，去僞存真，將中醫藥古籍的元典和精華萃爲一編尤爲重要，是一項强固中醫藥傳承創新發展大厦基石的偉大工程。

2018年，財政部正式將《中華醫藏》列入『中華古籍保護計劃』立項資助，由文化和旅游部牽頭，國家中醫藥管理局組織推進，國家圖書館（國家古籍保護中心）、中國中醫科學院中醫藥信息研究所（全國中醫行業古籍保護中心）具體實施。全國二十八家單位、三十四個課題組、近千名專家學者參與，國内外二百餘家古籍館藏機構支持項目實施。

《中華醫藏》是集保存、研究、利用爲一體的中醫藥古籍再生性保護項目。萃取精華、呈現元典，與部次流别、提要鈎玄是這套大型叢書的兩項核心工作，同時致力於推動中醫藥古籍的學術研究與資源開放共享。一方面通過深入細緻的目録學研究和全面實地考察，收録涵蓋中醫藥經典著作、各學科領域源頭性與代表性著作、歷代醫藥名家名著等，所選版本力求最精，采用『編』『類』相結合的方式，集成編纂，以先進的技術手段影印出版，使得珍貴醫籍化身千百，分藏各地，用之當代，垂之後世，架起中醫藥古籍保護和利用的橋梁。另一方面通過『辨章學術，考鏡源流』，形成每一類目的『類序』和每一書目的『提要』，可以爲科學研究提供豐富的文獻基礎，爲文化、教育和相關産業提供系統便捷的研究資料，爲臨床實踐、養生保健提供寶貴的經驗，使後世學者能『即類求書，因書究學』，真正做到『人守其學，學守其書，書守其類』。

《中華醫藏》是國家重大文化工程，是中醫學傳承創新發展的基礎性學術巨著，也是盛世修典的重要體現。《中華醫藏》之『藏』是中國古代醫學典籍之『藏』，不僅是中醫藥古籍文獻的系統彙集和影印出版，更是嚴謹的學術研究和體系創新；既是對存世重要古典醫籍的集結彙總和分類編次，也是對中醫藥學術發展史的一次系統梳理，是歷代傳世醫藥文獻系統研究整理的最新成果。通過遴選編修、影印出版，引領具有版本價值、學術價值和臨床價值的珍貴典籍走出秘閣、服務社會，昭示先賢智慧，傳承醫統正脉，引導原始創新，保護原創權益，爲後世留下一座恢宏而實用的寶庫，意義和價值重大，必將爲加快構建中國特色、中國風格、中國氣派的中醫藥學科體系、學術體系和話語體系，爲中華文明的偉大復興做出更大的貢獻！

編纂一部賅括古今、薈萃百家、涵蓋各科，全面反映中醫藥學發展歷程和成就的大型醫學叢書，是幾代中醫藥學人的夢想。在《中華醫藏》的編纂過程中，全體同仁群策群力，同心同德，不畏艱難，奔走於全國各地，搜采秘本佳籍。同時，該項目得到了社會各界的廣泛支持，許多專家不顧年高事繁，事必躬親，爲項目實施建言獻策、保駕護航。值此《中華醫藏》出版之際，謹對財政部、文化和旅游部、國家中醫藥管理局、中國社會科學院等部委單位的大力支持、悉心指導，對社會各界的鼎力襄助、中醫藥行業同仁的辛勤付出致以崇高的敬意和衷心的感謝！

《中華醫藏》編纂委員會

二〇二二年十月十日

# 凡例

一、《中華醫藏》是『中華古籍保護計劃』的一項重大成果，由文化和旅游部牽頭，國家中醫藥管理局組織推進，國家圖書館（國家古籍保護中心）、中國中醫科學院中醫藥信息研究所（全國中醫行業古籍保護中心）具體實施。其編纂宗旨爲保護、傳承、整理、利用中醫藥古籍，着力推動中醫藥古籍的學術研究與資源開放共享，揭示中醫藥發展源流，推動中華傳統醫藥科技發展與文化守正創新。

二、《中華醫藏》選録歷代中醫藥經典醫籍，在選擇版本時注重珍稀孤罕善本和有藝術特色的繪刻佳本，共計二千二百八十九種，其中民族醫藥古籍二百二十四種。

三、選録範圍：

（一）寫印於1911年以前（含1911年）的中醫藥古籍，其中民族醫藥古籍年限適當後延；

（二）收録中醫藥古籍僅限紙質文獻；

（三）適當收録在國外寫印的、由中國人編撰的中醫藥著作；

（四）民族醫藥古籍僅爲用漢文或民族文字著述者；

（五）適當收録分散載於《道藏》等各類叢書、類書和文集中的醫、藥、養生論著。

四、選録原則：

（一）中醫藥經典著作及其注釋研究著作。原書已佚的經典著作，選擇最佳輯本；

（二）中醫藥各學科代表著作、源頭性著作；

（三）歷代醫藥名家名著；

（四）地區代表性醫藥著作，如地方本草、地方病專著等；

（五）具有民間特色的中醫藥著作，如鈴醫、草藥醫及行之有效的特殊療法等；

（六）歷代醫事制度、醫家傳略、醫史著作等。

五、本書選録中醫藥古籍儘量選取其存世（包括國内外）最早、最完好、刻印或抄録最佳的版本爲底本；選録之書版本殘損者，進行書版補佚。補配原則如下：

（一）選録古籍的同一版本。某些卷帙分藏數地，則通過補配合成完璧；

（二）補配時，在全面調研的基礎上，選定主體底本（主體底本應是同一版本的古籍中書品狀況最爲完好者），依據主體底本的殘損缺佚情況選擇該書同一版本的其他藏品進行補配，并注明殘損缺佚及補配的相關信息。

六、本書按分類編年法編排：

（一）全書設二級結構，第一級爲『編』，第二級爲『類』。全書分四編，具體如下：

第一編：醫經（内經、難經）、傷寒金匱、本草、養生、醫史；

第二編：藏象、運氣、病因病機、針灸推拿、經絡骨度、診法、方書；

第三編：通論、内科、外科、傷科、女科、兒科、温病、眼科、咽喉口齒、醫案醫話、叢書；

第四編：藏醫、蒙醫、維吾爾醫、傣醫、彝醫。

（二）類下具體書籍大致依照成書年排列；成書年不詳者，依據刊刻或抄録年排列；刊刻或抄録年不詳者，依據著者卒年或大致生活年代排列；著者卒年或大致生活年代亦不詳者，依據書籍著録版本大致年代排列。

七、爲體現全書『辨章學術，考鏡源流』的功用，在每類類名下設有類序，每書書名下設有内容簡介。各書書名和著者，大體按照卷端著録。各部分文字涉及异體字的，統一使用規範漢字。

# 《叢書卷》編纂人員名單

主　審：盛增秀　朱建平　臧守虎

主　編：江凌圳

副主編：莊愛文　高晶晶　李曉寅　丁立維

編　委（按姓氏筆畫排序）：

丁立維　王　英　毛偉波　石芹芹　朱建平

竹劍平　江凌圳　安　歡　李延華　李　健

李曉寅　余　凱　周　維　孟子蛟　胡　晶

莊愛文　高晶晶　陳秀琳　孫舒雯　崔一迪

# 《叢書卷》類序

『叢書』一詞最早見於唐代韓愈《剥啄行》『門以兩版，叢書於間』，意爲聚集書籍。而作爲書籍類别的叢書，亦稱叢刊、叢刻等，即根據一定目的和使用對象，將兩種或以上獨立成書的書籍在一個總名下彙編爲一書。常見含括多個類别的綜合性叢書和單一類别的專門性叢書。叢書之體始自齊梁，叢書之名始見於唐代《笠澤叢書》（名爲『叢書』，實爲雜文集）。現存最早的叢書一般認爲是南宋嘉泰二年（1202）俞鼎孫、俞經的《儒學警悟》，惜其流傳不廣。

醫學類叢書屬於專門性叢書。現存最早的醫學類叢書爲南宋楊士瀛所撰《新刊仁齋直指》，含子書四種，包括《新刊仁齋直指附遺方論》《新刊醫脉真經》《新刊傷寒類書活人總括》《新刊仁齋直指小兒附遺方論》，該叢書總書名與子書《新刊仁齋直指》相同，係以子書名代叢書總書名。

最早見於書目著録的醫學類叢書爲元代杜思敬輯《濟生拔粹》，又名《濟生拔粹方》，選取金元時期張元素及其弟子、門人等名家醫籍十九種，擇其尤切用者，節而録之，門分類析，有論有方，雖爲節本，但對傳播、保存以及校訂金元醫籍等方面均有重要的意義，極具文獻學價值。

隨着學術的發展、印刷術的普及，明代整理、輯録叢書較多，在編纂、刊印方面取得了相當成就。醫學類叢書常見兩種類型，一是個人或家族對醫籍的彙纂，如《汪石山醫書》《景岳全書》；一是藏書家、刻書家對不同醫籍的彙刊，如胡文焕《醫家萃覽》、余象斗《必用醫學須知》。

清代是醫學叢書編纂的繁榮時期，數量逾百種，遠超前代之和。有名醫撰著，如陳念祖《南雅堂醫書全集》、王士雄《潛齋醫書五種》等；有藏書家編輯，如葉志詵《漢陽葉氏叢刻》、丁丙《當歸草堂醫學叢書》；還有官方編纂醫學叢書，如太醫院編《脉學本草醫方全書》。

民國時期，叢書又有新的發展，出現了影響深远的大型綜合性叢書，如《四部叢刊》《四部備要》等。此外，叢書編纂突破四部分類體系，如《叢書集成》以實用與罕見爲標準，分爲十大類。在此影響下，醫學叢書的編纂亦層出不窮。著名的有裘慶元編《三三醫書》，收録《温熱逢源》等九十九種醫書；錢季寅輯《影印古本醫學叢書》，收録《古本難經闡注》等十種；國醫書局輯《國醫小叢書》，收録《時疫白喉捷要》等三十四種；曹炳章輯《中國醫學大成》，收輯

《靈樞識》等一百三十餘種；裘慶元輯《珍本醫書集成》，收録《内經素問校義》等九十種；陳存仁輯《皇漢醫學叢書》，收録《素問識》等七十二種。皆具内容豐富、類别多樣的特點，對於醫籍的傳播和保存起到了極大的作用。

經過歷代叢書的編纂，中醫古籍大部分被收入醫學叢書，中醫古籍目前流傳的版本也以叢書居多。編纂刊布醫學叢書，對於醫家專人、醫學專題、地方性醫學的研究，保存醫學文獻，尤其是一些篇幅較短小、容易散佚的文獻，具有十分重要的作用。故清代張之洞《書目答問》謂：『叢書最便學者，爲其一部之中，可該群籍，搜殘存佚，爲功尤巨，欲多讀古書，非買叢書不可。』

醫學叢書類目始創於日本高島久也、岡田昌春合編的《躋壽館醫籍備考》，此後《中國醫學書目》《南京國學圖書館書目》皆仿之，專門著録醫學叢書。《中國中醫古籍總目》著録中醫叢書類古籍二百零六種，《新編中國中醫古籍總目》著録中醫叢書類古籍二百五十種。若計入民國時期的文獻，則有三百種之多。這些叢書對保存、整理、研究、傳承中醫學術發揮了重要作用。

《中華醫藏·第三編·叢書卷》收録二十七種代表性醫學類叢書。其中收録最多的爲一人自撰或據前人著述輯録的叢書，如明代王肯堂《證治準繩》，先成《雜病證治準繩》并附以《類方》，後續成《傷寒證治準繩》《幼科證治準繩》《女科證治準繩》《瘍醫準繩》四種，後世稱《六科證治準繩》；明代張三錫纂《醫學準繩六要》，含《經絡考》《四診法》《病機部》《運氣略》《本草選》《治法彙》六種；明代盧復輯《芷園醫種》，含《醫種子》四種、《芷園臆草》五種；清代沈明宗編注《醫徵》，含《金匱要略編注》《傷寒六經纂注》《温熱病論》《虚勞内傷》《女科附翼》子書五種，附録《客窗偶談》一種；清代蔡貽績輯《醫學四要》，含《醫學指要》《醫會元要》《傷寒温疫抉要》《内傷集要》四種；清代李守永删訂《司命秘笈》，含《龍宫三十禁方》《華祖青囊外症十方》《枕中秘要》三種傳説與孫思邈有關的醫書。另如《證治大還》《沈氏尊生書》《鄭氏彤園醫書》《聊復集》《齊氏醫書四種》《醫學切要全集》《醫學六種》等等。尤重名家名著稿抄本，如《泉唐沈氏醫書九種》《田晋蕃醫書七種》《正誼堂醫書九種》《連自華醫書十五種》等，其中《田晋蕃醫書七種》收録的《中西醫辨》爲中西醫結合早期經典之作。有兩人以上的名家醫著合刻叢書，如明代何柬編撰的《醫學統宗》，含子書七種，其中何柬自撰者三種，校補滑壽所著醫書三種。有學術流派、地方醫學類叢書，如清代陳嘉璴輯《醫學粹精》，除陳氏自撰之書，還收録明代有學術傳承關係的周之幹、查萬合、胡慎柔之書；清代楊乘六《己任編》，輯評明末清初醫家高鼓峰、吕留良、董廢翁三家四部醫書彙集之編；《盤珠集》，含嚴潔、施雯、洪煒三人或獨撰或合撰的五種。有官修綜合性醫學叢書，如乾隆年間組織太醫院院判編纂的官修綜合類叢書《御纂醫宗金鑑》，收録十五種醫籍。另外，《中華醫藏·第三編·叢書卷》包含了部分全書，如明代彭用光《體仁彙編》，有論有方，卷號連續，并無子書之名；張介賓《景岳全書》六十四卷，全書分爲十六種，内容不重複，卷序連續；陳澈《雪潭居醫約》取張介賓《類經》、王肯堂《證治準繩》、繆希雍《神農本草經疏》等書之精要，參以自身醫案，編輯成書，是一部内容豐富的綜合性醫書；清代程文囿《醫述》十六卷，編纂思想統一，卷次連續，但又各有主題，書中引録甚多，所輯古今醫書三百二十餘種，經史子集四十餘種。

需要説明的是，部分所收叢書有缺子書、缺卷、缺葉者，如有同一版本儘量配補。其中清代汪啓賢、汪啓聖選注《濟世全書》，本藏從他館補配三種，收齊二十七種子書，首次成爲完書。《新刊仁齋直指》《濟生拔粹》《古今醫統正脉全書》等代表性醫學類叢書的子書計劃收入《中華醫藏》其他類目者，《叢書卷》不再重複收録。

《中華醫藏·第三编·叢書卷》收録代表性醫學類叢書共二十七種，按成書時間先後，依次爲：《體仁彙編》（全二册）、《醫學統宗》（全一册）、《證治準繩》（全二十四册）、《醫學準繩六要》（全七册）、《芷園醫種》（全一册）、《雪潭居醫約》（全三册）、《景岳全書》（全十册）、《濟世全書》（全八册）、《醫徵》（全三册）、《醫學粹精》（全一册）、《證治大還》（全六册）、《己任編》（全一册）、《御纂醫宗金鑑》（全十六册）、《盤珠集》（全三册）、《沈氏尊生書》（全八册）、《鄭氏彤園醫書》（全四册）、《聊復集》（全一册）、《醫學四要》（全三册）、《醫述》（全六册）、《齊氏醫書四種》（全四册）、《醫學切要全集》（全二册）、《醫學六種》（全二册）、《司命秘笈》（全一册）、《泉唐沈氏醫書九種》（全二册）、《田晋蕃醫書七種》（全六册）、《正誼堂醫書九種》（全一册）、《連自華醫書十五種》（全三册）。因卷次繁多，體量巨大，爲方便讀者使用，現將《叢書卷》所收二十七種叢書單獨出版。

江凌圳

二〇二四年四月

# 目録

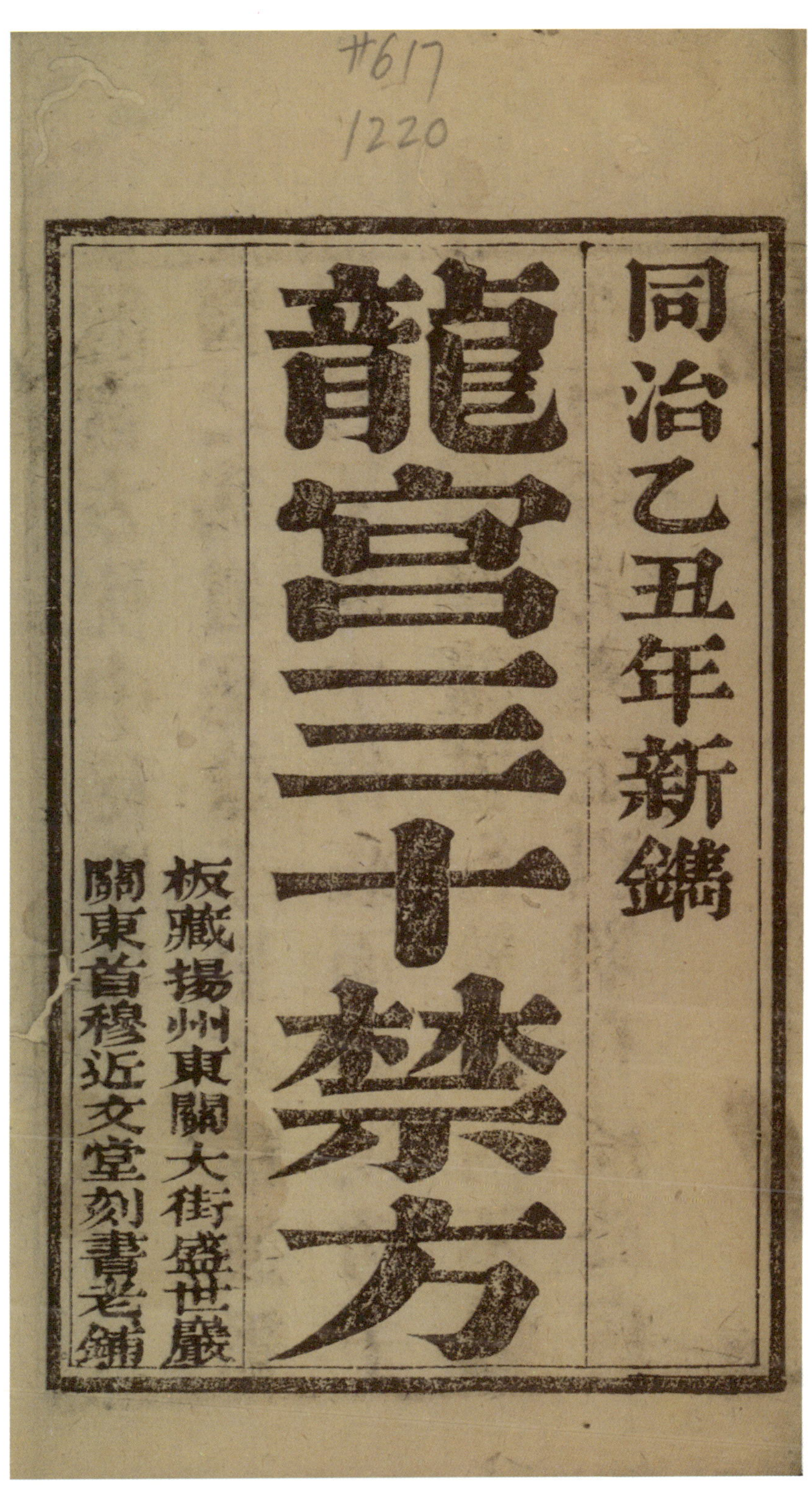

同治乙丑年新鐫

龍宮三十禁方

板藏揚州東關大街盛世嚴

關東首穆近文堂刻書老鋪

司命秘笈不分卷

[原題]（唐）孫思邈 傳　（清）李守永 删訂

清同治四年（1865）揚州穆氏近文堂刻本

# 龍宮方枕中秘原序

醫之爲道毫釐千里非精通脈理者不能中肯綮而奏厥功予向有醫學諸書行於海內不過平日探究考証以期有補於病苦

龍宮三十禁方

一凡人五臟之氣惟肝易動偶受抑悶或胸口阻塞或串動作痛或呃逆不舒皆是遏而不暢之故間亦有兼受風邪者此方專治抑悶用

海皮硝 叁錢　大茯皮 叁錢　煎湯飲下輕者即止重者二三服若兼風邪宜先散之又方用

松香末 叁錢　冲水服下亦可暫止

一凡受寒太重頃刻氣閉周身發顫無汗甚至口噤不語此係寒邪入表伏遏不出宜先透竅急用

明雄　上等硃砂　牙皂爲末吹入鼻內另用

林文忠公解鴉片烟神方

明黨參貳錢 旋伏花貳錢 橘紅皮貳錢 白雲苓貳錢

紋黨參貳錢 製半夏壹錢伍分 史君子貳錢 肥玉竹貳錢

酸棗仁壹錢伍分 川杜仲貳錢炒斷絲 枸杞子貳錢 益智仁壹錢伍分

炮薑炭壹錢伍分 炙黃芪貳錢 罌粟花貳錢 炙甘草壹錢伍分

紅棗肉陸枚 川芎壹錢伍分 薑汁壹兩 烟灰伍錢如無灰以烟膏減半代之

亦可用紅糖三兩收膏

先將烟灰熬水。用湯布過清。另放。又將紅糖熬水。用湯布過清。另放。次將藥入鍋內煎濃用湯布淋清將渣再煎二回過清藥水在鍋收成六七分數再入糖水烟灰水薑汁下鍋收成膏子如烟癮一錢者每次服膏子一錢五分引前開水服每服完一料去烟灰一錢再製一料以烟灰漸次去盡爲度再將前方多服數料以資調理百發百中一無後患惟本人不肯觧烟或解而仍吸則亦無如之何矣

## 妙香社戒烟神方

雷丸陸錢 史君子玖拾個 共研細末用鱔魚血爲丸如圓眼大晒乾引前每服一丸打碎陳酒下如心虚用西黨參肆錢 煎湯飲之以助氣血此外洋之方妙處全在鱔血人莫能知多則二十日卽可斷癮百發百中總

眞人秘法止施於千數百年以前今復傳於千數百年以後豈非千秋寶訣一旦重逢何幸如之其

雲門仙外症十方及膏方一則出

華祖靑囊　雲門仙

華祖高弟也奉　命宣示均皆不傳之秘亟欲仰答高深詳加釐正卽付棗梨而同社友聞之樂助焉人合歟天合歟此書一出業醫者由是而精求焉當必妙義環生春回

指下而

眞人濟世之心其亦日月同昭也哉

弟子香岩氏李守永百拜謹跋

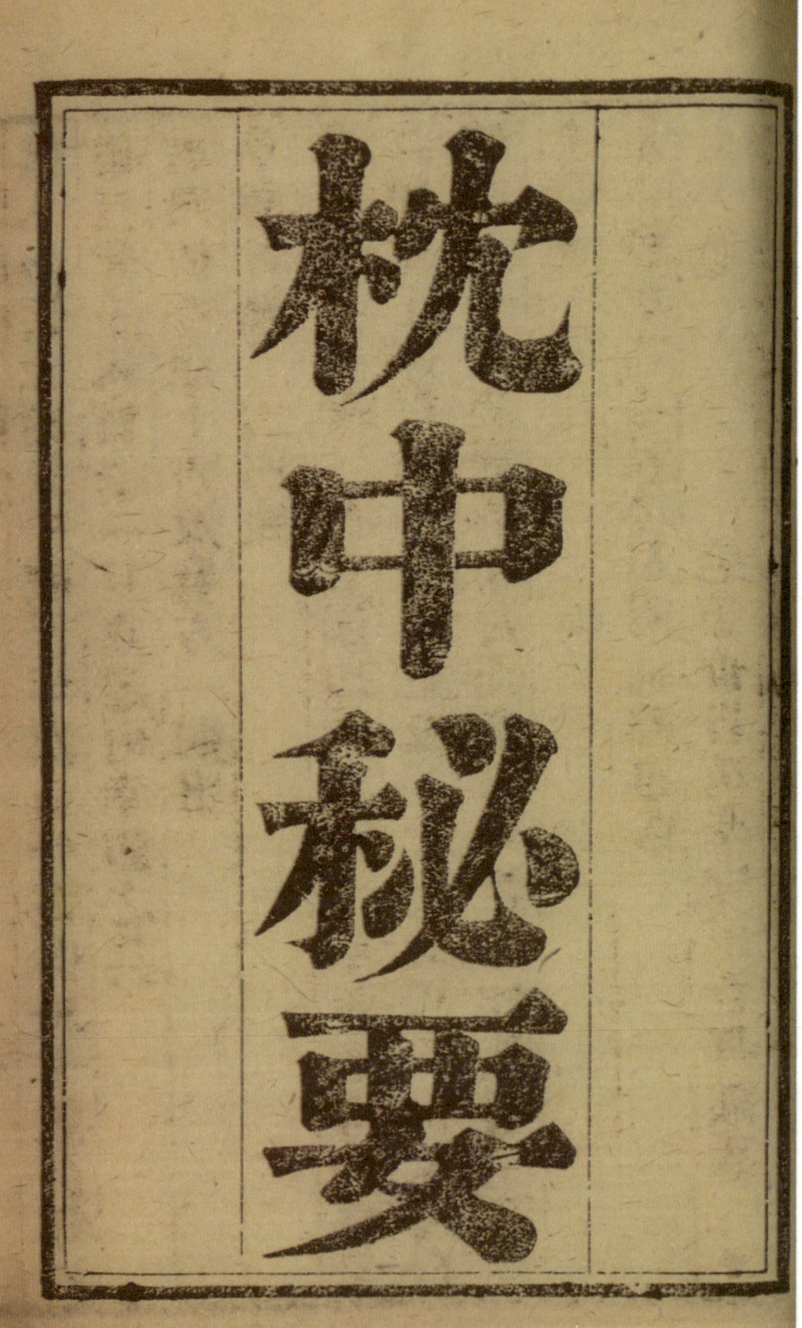

# 枕中秘要

［原題］（唐）孫思邈 傳
（清）李守永 删訂

# 司命秘笈不分卷

清同治四年（1865）揚州穆氏近文堂刻本

## 司命秘笈不分卷

原題唐孫思邈傳，清李守永删訂，清同治四年（1865）揚州穆氏近文堂刻本。

孫思邈（581—682），京兆華原（今陝西銅川）人，道號紫塵先生。隱居太白山。隋文帝、唐太宗及高宗時授官，均辭謝不受，後世尊稱爲『藥王』。著述豐富，尤以《備急千金要方》三十卷、《千金翼方》三十卷影響最大。李守永，生卒年不詳，於清咸豐十年（1860）加入民間道教社團龍川妙香社，後受托主持此集之修訂。

此集托稱紫塵孫氏應妙香社嗣子之請降筆而成，由妙香社虎覺、鶴超二仙逐次臨鸞傳示，自道光二十二年（1842）開始編修，至咸豐十一年始成全帙，經愚忱氏校訂，同治三年復由李守永删訂付梓。集含《龍宫三十禁方》《華祖青囊外症十方》《枕中秘要》三種。

《中華醫藏》影印底本原書版框高十八點三厘米，寬十二點八厘米，現藏上海圖書館。

（丁立維）

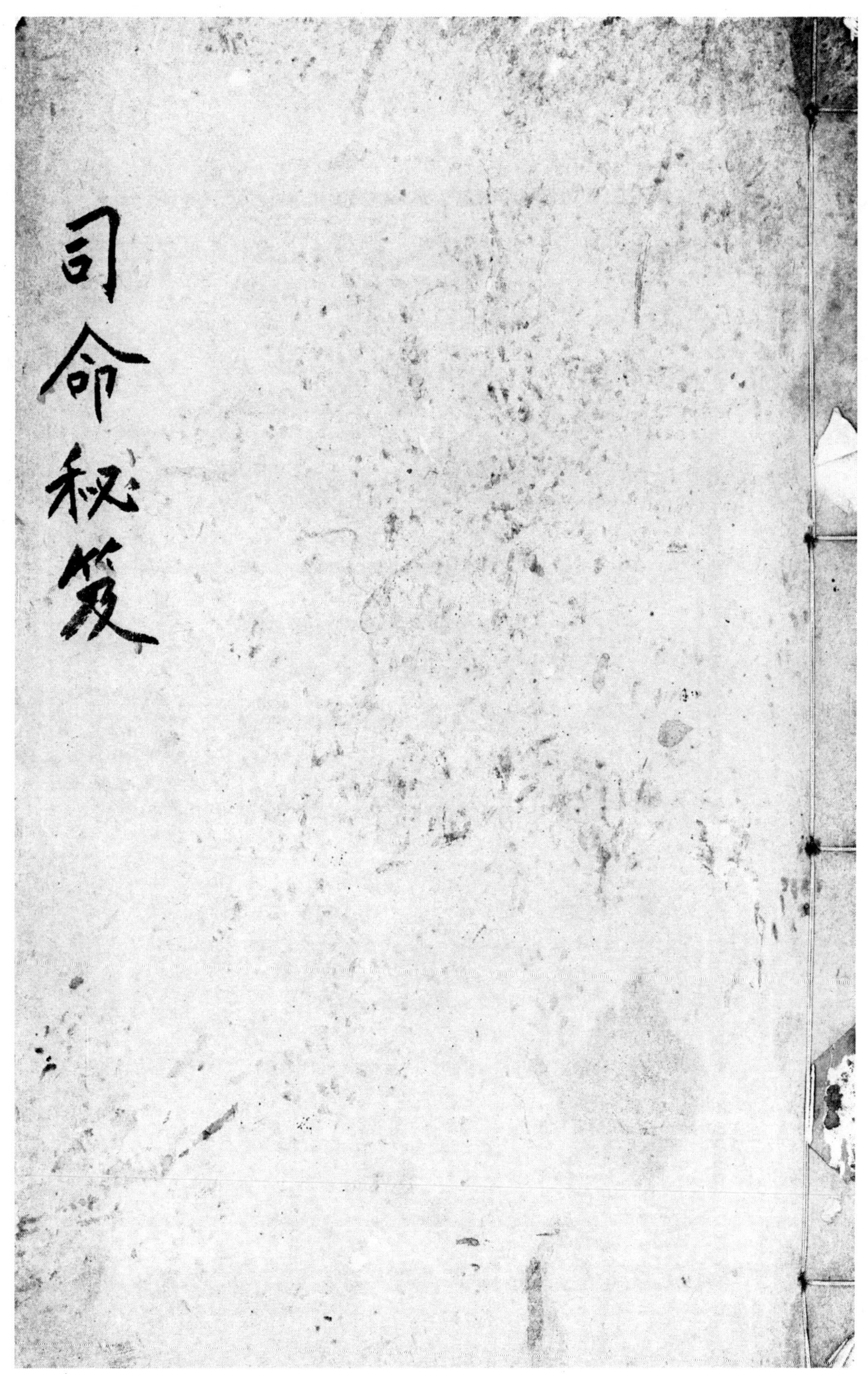
司命秘笈

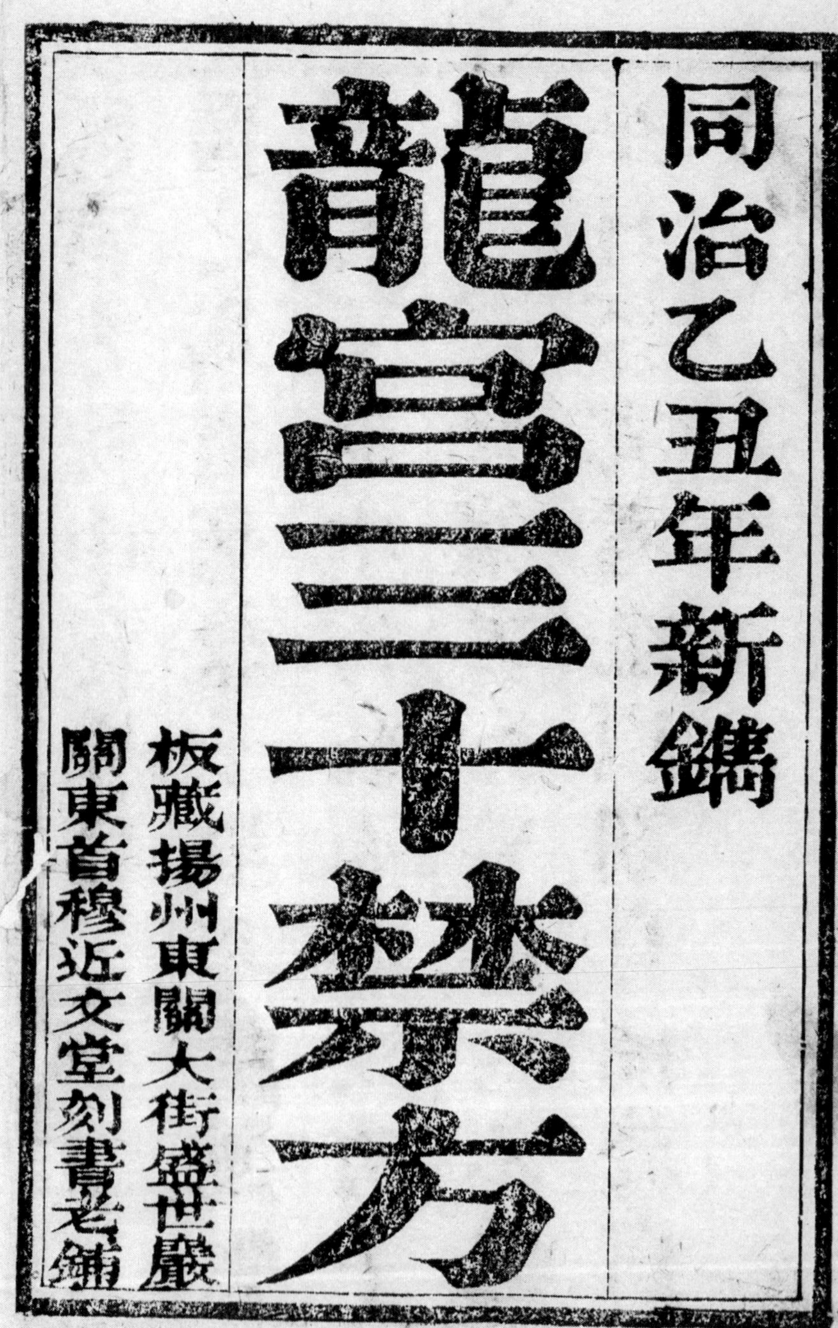



同治乙丑年新鐫

# 龍宮三十禁方

板藏揚州東關大街盛世巖

關東首穆近文堂刻書老鋪

龍宮方枕中秘原序

醫之爲道毫釐千里非精通脈理者不能中肯竅而奏厥功予向有醫學諸書行於海内不過平日探究考証以期有補於病苦

紫塵之書非子之空言紙上也實平日濟人利物取效於一時歷治諸苦患皆得轉危爲安易險爲平納之枕中以爲法守先生數十年不以示人卽及門諸子亦未輕洩於人由唐迄今

耳聞有之目見則無今妙香社
諸子奉事
先生堅請此書求序於予予因
謂此書親歷諸效非若予之所
傳空言紙上也此書一出可補
醫家之未備而仁世世間之疾苦

他日病症或有合於此者取而法之方知先生之功效而益信予言之不誣也爰樂而爲之序

同學潔古張氏跋

旹同治乙丑季春　鸞筆

西風涼逼海門秋壺嶠蓬萊任浪遊乞取天書人不覺迴風吹過海西頭

雲停鶴駐到此已倦今與世人講解醫術點醒迷途須知醫道全在脈理清眞病家延醫何異望梅止渴良醫用藥一二劑即可痊愈庸醫不察病源反走多少歧路誠由見理茫昧一味疑猜用是當攻不攻否即誤攻當補不補否即誤補汗之乃至於虚其陽燥之乃至於鑠其陰吐宜速而反遲下宜慎而誤早鮮不爲病家害者茲先將龍宫三十方傳下使爾世人知道一草一木一粟一果用得其當亦可解疾用之不當即參苓芪术亦足爲災要宜詳審病

源膽不大而自大愼重人命心不小而自小誰謂醫可忽乎哉

紫塵孫氏降筆

噫今世之醫可嘆也診一症而愈自以爲奇功診一症而死卽曰治病不能治命此何理也夫生死原有定數而診病不得藉口必也臨症時遇無治之症卽預斷某部脈絶某日必變如此方能服病家之心而於病者亦了無遺憾今治病者不知氣血虛實不辨表裏陰陽概用印板湯頭何怪病者多受其苦夫脈爲人身之主指下推詳臟腑如見今之醫能明脈理者有幾人哉至於望氣聞聲之學則杳不可得矣吾友

紫塵道學深邃因通醫學以爲濟人之功莫大於此早歲江湖遍遊救人無算晚年聲名大震四方求治者累多百

醫罔效之症
紫塵切脈死生瞭如指掌如可設法療治無不應心得手
而愈爰將平日經驗成方書納枕中以示後學其尤著者
爲龍宮三十禁方此方本
紫塵療救病龍得之水府以之治人百無一失嗣子乃
紫塵壇下弟子也堅請於
紫塵付棗梨以傳世
紫塵念救人之術安可自秘遂併傳之問序於予予雖粗
知醫道不逮
紫塵遠甚喜後世之得此書足以證醫家之誤也爰走筆

以序之

華陽隱者陶宏景識於妙香詩社

咸豐十年四月　日鸞筆

# 龍宮三十禁方目錄

# 華祖青囊外症十方附雲門宣示

# 龍宮三十禁方

一凡人五臟之氣惟肝易動偶受抑悶或胸口阻塞或串動作痛或呃逆不舒皆是過而不暢之故間亦有兼受風邪者此方專治抑悶用

海皮硝叁錢　大茯皮叁錢　煎湯飲下輕者即止重者二三服若兼風邪宜先散之又方用

松香末叁錢　冲水服下亦可暫止

一凡受寒太重頃刻氣閉周身發顫無汗甚至口噤不語此係寒邪入表伏過不出宜先透竅急用

明雄　上等硃砂　牙皂爲末吹入鼻内另用

司命秘笈　龍宮三十禁方

乾薑壹錢　附子壹錢　桂枝壹錢

煎湯飲下。病可輕鬆。再用發表之劑可痊。

一凡瘧症皆因受邪而得。要分寒熱虛實。初診以分清爲亟。至三四次未愈可用　半夏貳錢　貝母貳錢爲末。開水冲調少許。向東露一夜。日出收下。抄前一時辰仍用開水服下。卽止。最靈者須午日午時修合。

一凡失紅之症。種類甚多。或偶傷氣血。或肝腎虧虛。或用力太猛。或先天不足。或飲食飽餓所傷。但初起令人駭怕。血爲人身純陰所化。流通經絡。以生肌肉。急宜止遏。方用　上白洋糖。和童便一大杯。燉熱服下。卽上一凡咳嗽之症年老肺衰與少年不同日久之嗽與日淺者不同然總由肺氣而生此方專治咳嗽惟伏風者不可服一用　飴糖不拘多少熬老黃色將訶子肉打碎調開水送下一用　橄欖核燒灰爲末開水送下

一凡痔漏皆由大腸氣虛熱重而得亦有裏外之分服藥雖好要是緩法此方以薰爲是旣不費事又不吃虧用

連翹　夏枯草　升麻

蒸二三次卽好雖不能除淨然發時亦輕

一凡痢症無非濕與熱滯蓄於大腸氣結不固爲患有紅白二種亦有兼紅兼白者可用

山查末壹兩　木香壹錢伍分　共研爲末白痢用　紅糖
冲開水服赤痢用　白糖赤白相間用　紅白糖

一凡陰症重者頃刻痛絕輕者遲之九日七日未有不死
初病急用　鮮薑三大片　益母草壹兩　木香貳錢
煎湯服取汗爲度得汗即愈

一凡眼症目紅作癢不能視物此是風火易治若目中昏
花兼生黑膜時時流淚此皆肝火上炎腎水下涸之故
可用　黑芝蔴壹升　生熟地各伍錢　甘菊壹兩　木
賊草捌錢　石決明壹兩　或熬膏或作丸開水調服
加　食鹽叁錢　冲水服亦妙

一凡腹痛之症。有痛而欲絶者。甚至面青目定。急須止痛用　高艮薑　上肉桂爲末開水冲服

一凡受寒濕或濕熱。腹中有時作脹。飲食不甘。面帶黄色。遷延不治。一經發作。受累無窮。可用

黄土貳兩　車前子貳錢　蒼术壹錢伍分　乾薑壹錢

官桂壹錢　煎服三四次。可以袪淨腹中積氣。不致爲患

一凡胃經之症。種類最多。大約胃氣胃寒十居其九。胃寒症上焦隱隱刺痛。有熱物貼於胸前。即畧舒暢。其上焦串痛甚至時時作嘔。食下輒吐。此胃氣症也。總之寒與

氣皆是胃經虛弱之故先用　九香蟲柒個　陳酒煎服一二次便解隨後用補中調胃即可除根

一凡噎症皆是氣阻上冲入胃以致食管滯積用　韭菜汁　牛乳各一杯燉熱服下即能進食

一凡卒然中風昏暈不省人事亦或受熱太甚目眩音啞或猛受驚嚇神志不清急用　半夏爲末吹入鼻間再用薑湯灌入口中可以蘇醒昔時扁鵲公曾以半夏末調冷水治婦人產後暈症龍宮此方推倣於此

一凡婦人難產或因臨盆太早用力太過以致臨時無力或氣血虧弱或初生骨緊此時舉家慌亂穩婆妄動縱

令能保產婦亦必傷胎方用
蓽蔴子十四粒　明硃砂壹錢　明雄壹錢　蛇脫壹尺
爲末以蔴油調丸一大粒貼於臍上生下卽須去藥不
可遲延
一凡牙疼之症照醫經論半屬肝火有輕重上下之分亦
有陰陽之理用此方點上卽可止痛然後平其輕重再
爲服藥方用
夏天絲瓜不拘多少放在鹽滷內浸四十八日如有牙
痛者少少將滷點入所痛之處卽止此妙方也
一凡心痛皆由急寒氣鬱而得甚至口不下咽痛絕復甦

司命秘笈　龍宮三十禁方　四

此方專治心痛藥味配合均匀不問老少皆可服之

藿香貳錢　木香壹錢捌分　香茹壹錢捌分　木瓜壹錢伍分

厚朴壹錢捌分　蘇葉壹錢伍分　生甘草捌分　赤茯苓貳錢

只壳壹錢伍分　檀香末捌分　煎服卽止

一凡瘋氣之症每每由小至大以致皮生白暈或通身成癩皆因瘋氣未除之故此方去瘋去濕用

鑽地風壹兩　老鸛草壹兩　獨活壹兩　白附子捌錢

杜仲壹兩　鮮地骨皮壹兩貳錢　防風陸錢　白榆皮壹兩貳錢

千年健壹兩　加米酒拾觔隔水煮成隨量飲之

一方係　文帝昔時夢入水府傳下此方名爲七曲散所

治病症甚多。藥品七味。故名七曲

文帝聖號。亦此二字藥用

上硃砂壹錢捌分　上明雄壹錢捌分　麝香陸分　上冰片壹錢

硼砂壹錢捌分　青礞石叁錢　金箔壹錢

共研細裝入磁瓶。不令洩氣。治病甚多。

一小兒急慢驚風。用藥少許。吹入鼻內。

一喉風。單雙喉鵝。用藥少許。吹入患處。

一腰下起紅點。瘡俗云蛇瘡。用醋調敷。

一感冒。積熱。昏暈氣喘欲脫。用藥少許。或點大眼角。男左女右。或吹鼻間皆可。

一霍亂吐瀉之症。用藥七釐。開水送下。

一疔瘡用雞蛋去黃。將藥敷上。以蛋青套之。

一遇有癰疽。及凡膿血之症。用藥少許。麻油調搽。

一切風寒痛。皆用七釐。開水送下。

一凡痧症發時。肚疼甚至面青指紫者。用藥先吹入鼻。然後用七釐。薑湯冲下。此方合成以備急用。今世間痧藥大半不眞。故遇症不效。

一凡疝氣之症。最重者下部睾丸堅硬而大。腎囊墜如豬脬。此症雖不至死。然亦困苦不堪。治法在初起時。漸硬漸大。用 海藻同荔枝核打碎。煮酒服。最妙。如不飲酒亦可用鹽湯調服卽消。

一凡耳閉之症。或年老。或年少。或在左。或在右。或因受氣偶得。或因肝腎虧虛。種種不一。此方總以透竅開閉爲主。治無庸服藥。製小枕一個用

龜頭骨　龍骨　白芷　蒼耳子　明天麻　上肉桂　黑梔子　明雄　丹砂　菖蒲　鐘上塵土要常敲的　遠志　地黃　黄柏　知母

共爲末。裝入枕內。左枕左。右枕右。兩耳皆閉。左右換枕。枕久藥力不透。再換一料。卽可開竅。最善之方也。

一凡便血之症。亦有幾種。或因小腸熱重。或因膀胱氣虛。

若不早治。久成大害。治用

東方茅簷草燒灰存性。或蓮心湯。或香圓湯冲服。

一凡小便不通。有因病後氣分不固。或本人虧弱。或濕滯內塞。此症最苦。三日不溺。甚難為情。此方雖小。也是救急。一道用。　鄉人常戴草帽邊要面前的取下少許。煎湯與服。亦有一法。在六七八九月間。可取地上土蟲。或蟋蟀之類。煎湯服之。可以卽下。

一凡大便固結。皆是火重。亦有大腸滯結。以致遷延日久。甚至裏急外重。其苦萬狀。用　黑芝蔴打碎。白蜜。豬油調成服下。再用開水冲入。卽可通解。

一凡鼻衄之症流血不止甚至昏暈眼閉面白用大生地打碎取汁一半服下一半共渣滓放入鼻内即時可止

一凡肚痛有空痛者有一痛即瀉者甚至一日數次數十次者此皆寒積濕積之故方用白椒七粒打碎艾湯送下

一凡腫黄之症或遍身或面上皆是土濕之氣土屬脾經發於皮膚久之飲食不下身不能動初得之時用土鋪地上或板上上面鋪透氣之物令病人卧於其上服藥只用　鮮地骨皮如有紫背浮萍同煎服更妙否

加黃土亦可

一凡肝火旺甚或因小兒痧痘後積結牙齦成爲疳勢不治即可送命用　馬糞燒灰搽上即愈

瘧疾方用　大貝母壹兩伍錢　法半夏壹兩伍錢　鼈甲叁兩　春柴胡壹兩五錢鼈血炒　靈仙壹兩貳錢

五味爲末淨水糊丸未到前服寒少熱多者用清晨露水竹葉十一片煎湯服丸壹錢伍分寒多熱少者用煨薑一片紅棗三個煎水服丸壹錢伍分

痢疾多在秋令秋主肺金肺通大腸故肺虛者多受暑濕積滯則爲痢痢者不利也治宜養血通氣爲最丸方用

大貝母貳兩　木香壹兩貳錢蜜炙　蒼术壹兩米水炒　赤芍壹兩伍錢
箱大黃壹兩貳錢蜜炙　白芍壹兩伍錢　官桂壹兩貳錢　西黨參貳兩蜜炙
淨水糊丸　白痢用紅糖炒山查叁錢　煎湯服貳錢
紅痢用山查白糖煎水服貳錢　紅白痢用山查紅白
糖煎水服貳錢亦可用紅白扁豆葉或花或藤叁錢煎
湯服丸　水瀉用六曲叁錢　或扁豆米叁錢　或薑皮四
分煎水服丸貳錢

煎方用

淨歸身捌錢　炒白芍伍錢　梹榔貳錢　陳皮壹錢伍分
萊菔子壹錢伍分　車前子壹錢伍分　焦查壹錢伍分

煎一大碗服之卽愈重者再服一劑無不愈矣

三十方中最緊要者二條一爲吐血之症世間最多診者以辨色爲主血紫色者在少壯男子爲水剋火水黑火紅黑紅相雜而成紫此乃腎火心火兩逆上行勞怯居多色鮮紅而少或吐一滴此爲心色無救之象淡如粉紅乃出肺肝肺白而肝紅紅白相雜當治肺氣爲是色或全黑卽是腎經精耗化血入肺得此者如本根尚健飲食亦好當培補元海爲治根培而枝葉旺矣如先天不足亦是死症或吐血至一碗甚至每日二三次此症無礙乃因各臟虛火熱極逆行化成諸血用淸導之法可愈或吐血時心痛

或吐血後心痛須看本人氣分痛在左者肝陽上升痛在右者胃陽上升痛在中焦者虚中生火氣逆而行總之血以色爲把握今人一槩論之無怪不效

一是氣逆與氣抑要有分辨氣本無形屬於陽分必有觸犯乃致阻逆或偶然作惱即痛此爲急逆之氣或受惱無處發泄久抑於中此爲暗逆之氣或因傷動臓腑氣分不能歸源或食物傷動氣分或年老而憂或口角而得或事不遂心或時想後首凡此者皆屬氣分亦有兼受寒熱亦有陰虚臓脹治宜分類大約抑逆多在肝腎之間獨有腎經要緊何也其人偶因淫慾事奚遇大禍在歡快時忽然

驚嚇將腎經一團虛慾提入肝經氣結於肝初時不知漸覺氣脹神思恍惚久則左邊結成痞塊若不辨明那知此氣由腎經來必須瀉肝降氣仍歸於腎方得收功別有一種上焦刺痛如針刺一般天寒發時居多久則愈痛不止此氣本因積寒而得左爲肝中虛寒右爲胃中虛寒左右爲肝胃兩寒中焦爲虛空之寒皆虛症也必須辨明燥寒爲是寒燥而氣化矣復有一種痛時汗下如雨甚至不可忍耐此急氣也天時急而驟雨驟風不可忍耐人之急氣驟至驟發亦不可忍耐悞用皆不效天氣急則以和緩解之人氣急亦當以柔道舒之用柔肝柔胃柔氣之品爲要

氣門不一。畧舉之以概其餘。善醫者可類推也。

謹按唐書載

先生姓孫諱思邈京兆人太宗初年召見拜諫議大夫不受退隱太白山中精究醫術著千金方三十卷又嘗得龍宫禁方三十首傳於世盧照鄰嘗師事之與論道學有膽欲大心欲小智欲圓行欲方諸語

紫塵先生道號也禁方歲久失傳

先生殆隱傷之今降筆於妙香社濟世苦心昭然若揭矣

弟子經嗣立願捐金梓以公世甚善舉也務宜家置一函以廣其傳尤願世之業醫者各取一冊推闡其

義庶幾回春妙手普福民生乃足與
仙心相印證云辛酉小陽邦上後學愚忱氏謹跋

# 華祖外症十方

雲門仙宣傳

一凡疔毒最重者內有紅絲係毒氣連於肺絡醫治稍遲或挖破毒走必致送命方用

多年尿桶爛木爲末和餳糖放入疔下用布札好外在紅絲處用

多年油繩緊紮一復時毒已拔淨再服敗毒藥即愈

一凡刀傷脅破或肚腸拖出即用麻油輕輕將腸放進脅破少用麻油蘸潤之再用

高麗參　枸杞煎湯淋之淋時要細細緩緩爲是淋後

食羊腎煨粥。十日而愈。

一凡腿膊紅暈如火。時作腫痛。俗名赤油丹。小兒得之居多。此受地下潮濕熱毒。醫家並無治法。須用肥羊肉或肥豬肉切薄片。上放黃連末。貼暈處。半日一换。三日可愈。

一凡蛇瘰瘡痛不可忍。甚至愈走愈大。走至腰即無救矣。向無專治之法。或有咒蛇取土。將土搽上可好。如無人知咒語。殆矣。吾　師青囊下冊有此一法。取雄雞涎。放明雄和入。再於大早東方四十九步在黃土上寫一蛇字。即用刀將蛇字土取下。用口內唾沫和成

搽上可愈

一凡人中魚毒。砒毒。洋烟毒。皆看眼圈。圈帶青色。或指頂青色。稍遲毒入肝膽。即抽搐殞命。治此之法。預取夏。番瓜去子淨。留一圓洞。洞上整蓋裏面用黄連貳錢苦楝皮或楝汁更好。放入用繩弔。置陰簷口四十九日取下。裝小瓦罎。埋入糞坑底。候成水約數十日。無論各樣毒氣。飲之即愈。此秘法也。

一凡喉風有爛喉。有腫喉。有紫色欲破不破之喉。有作痛紅色之喉。種種不一。最險者爛喉風。一二三日送命矣。此方能虔誠修合。其功不小。用

牛黃肆分 指甲叁分要童男子氣血足者用陰陽瓦焙焦黃色 青黛伍分

壁蟢窩貳拾個要扁蟢 冰片伍分 藥珠肆分 象牙屑伍分焙

擇天醫日在午正修合用磁瓶埋入向陽處四十九日取用患此者用少許點上可免潰散再用瀉火敗毒之藥以清喉源卽愈

一凡手足指頭或刀斧斫斷或屈斷血流痛不可忍用多年陳糞青或　陳尿將斷處浸入或一日或二三日愈久愈好浸後用蠶綿裹入勿令透風卽愈

一凡被毒物咬傷最大者蛇毒蜈蚣毒毒氣潰散難治急用陳油繩紥緊兩頭使毒氣不走然後取大蒜火酒飽

食食至三日。毒消可愈。

一凡凍瘡用胡蘿菔皮燒灰。燈草灰。頭髮灰。共爲末。敷搽。外用胡蘿菔皮微燒。貼上一二日卽愈。

一凡癩瘡皆是熱毒。先用豆腐水洗。再用明礬露蜂房爲末。搽之。洗一次搽一次。不七日而瘡愈。髮自生矣。

華祖膏方

凡一切無名腫毒痰症。以及險要各大症。皆從寒熱濕風。陰陽失和而得。而總由於本人氣血虧損。漸次凝結之故。用此膏敷之。輕者卽好。重者卽可減輕。再用煎劑調治。可以收功。

大磨麻油拾觔。整齊雞子壹百個。血餘十大團剃下頭髮黃丹十二兩。先將麻油用文武火煎三個時辰。取雞子打入油內。大約以煎黑爲度。卽將雞子提出。然後入髮。細煎。俟髮煎化。用黃丹收膏。用麻油者。一是清熱毒。以潤膚定痛。用血餘者。大生血之物也。雞子合陰陽之氣。用雞子者。大補氣也。用丹不過收膏。清毒而至妙之方。莫過於此。

黑靈丹附 治一切腫毒

五花龍骨捌錢要透明淨白 赤石脂捌錢用滴醋焠 白螺絲壳伍錢

松香貳錢 蜈蚣柒條 斑毛柒個此二味用陰陽小火焠 冰片捌錢

白芙蓉花壹兩銅器微煉晒乾鍋臍灰用猪胆汁調匀用火炒煉七次叁兩
陽起石伍錢銅綠捌錢麝壹錢明雄黃伍錢血竭伍錢
血餘捌錢醋煉存性蚯蚓泥壹兩不經火煉海馬約七八錢黃連伍錢
外乳香沒藥各捌錢。此是一料。若半料或二分三分量
減合。成裝磁器內。埋入土中。待火性去盡。可消散亦可
收束。可出頭。亦可完口。內中各藥雖無大奇。要辦得到
家方能獲效。最好端午修合。加陳墨或蝦蟆口銜之墨
尤好。

小兒奪命丹附

南星壹兩伍錢明天麻壹兩製過軟的用醋焙好荊芥叁兩防風貳兩

西琥珀壹兩貳錢錦文大黃壹兩伍錢蜜炙透羚羊片壹兩伍錢

白通草壹兩貳錢雙鈎藤貳兩

盤龍草同雙鈎藤煎水蘆根石菖蒲搗汁同蜜爲丸每重八分爲度用蠟碗封固可以久收藥成時供文帝前跪誦易經內兌卦二十五遍巽卦二十四遍以取陽數陰數

小兒有幾種要緊處

得症肚腹膨脹發熱乃乳滯聚結用山查叁錢煎湯和服

一發熱叫鬧肚腹不脹此乃受風生驚用金器或金箔煎湯和服

一發熱搖頭手動驚搐。暑天用薄荷壹錢煎湯下。春秋冬用眞鉛肆錢煎湯下。
一熱時作咳無痰有聲。用白蘇子叁錢煎湯下。
一熱至一日。小便稀少。或二三日大便全無。此是由熱太重。用盤龍草伍錢煎湯下。
一寒而後熱。熱時無汗。熱久不退。此是氣虛所致。用柴胡壹錢煎湯下。
凡暑天秋後。大約發熱肚膨驚厥居多。可照以上各引送丸。必須問明症勢。以便用引不錯。最好每丸附一引方。發心行善之家。定不惜此小費也。

桓仙諦闔　瘡癬良方

瘡有膿疥癬有大小皆由脾肺溼熱世間方多硫黄等物間或易效收斂入內小則作喘大則殞命吾有妙方特傳於世。

瘡用　胡桃肉　大棗肉各壹兩　加明雄壹錢伍分研搗碎

拌入徽晒用艾絨裹好燃着無論膿疥在被內熏之

癬用　胡桃肉　大棗肉　加楝皮同搗

先用穿山甲將癬四面刮破以藥搽之重則二十日輕則七日瘡亦三四日均可漸好此方甚便取效最速。

林文忠公解鴉片烟神方

明黨參貳錢　旋伏花貳錢　橘紅皮貳錢　白雲苓貳錢

紋黨參貳錢　製半夏壹錢伍分　史君子貳錢　肥玉竹貳錢

酸棗仁壹錢伍分　川杜仲貳錢炒斷絲　枸杞子貳錢　益智仁壹錢伍分

炮薑炭壹錢伍分　炙黃芪貳錢　罌粟花貳錢　炙甘草壹錢伍分

紅棗肉陸枚　川芎壹錢伍分　薑汁壹兩　烟灰伍錢如無灰以烟膏減半代之亦可

用紅糖三兩收膏

先將烟灰熬水。用湯布過清另放。又將紅糖熬水用湯布過清另放。炎將藥入鍋內煎濃。用湯布淋清。將渣再煎二回過清藥水在鍋收成六七分數再入糖水烟灰水薑汁下鍋收成膏子如烟癮一錢者每次服膏子一錢五分引前開水服每服完一料去烟灰一錢再製一料以烟灰漸次去盡爲度再將前方多服數料以資調理百發百中一無後患惟本人不肯觧烟或解而仍吸則亦無如之何矣

## 妙香社戒烟神方

雷丸 陸錢 史君子 玖拾個 共研細末用鱔魚血爲丸如圓眼大晒乾引前每服一丸打碎陳酒下如心虛用西黨參 肆錢 煎湯飲之以助氣血此外洋之方妙處全在鱔血人莫能知多則二十日卽可斷癮百發百中總

之傳世之方無有不妙。須在本人識得洋烟爲催命鬼。明是死路。上了死路。不但殺我一身。並殺我一家。從此力戒。死不再食。心如死灰。無不神效。若口雖言戒。心終不戒。速死而已。即有神丹。何能解救。

龍川妙香社乃

紫塵眞人診症之所而實則開化消刼之一大緣也

眞人臨鸞拯疾每謂大刼之興由於人心之不正欲囘刼

運先正人心首重者孝弟忠信必誅者奸盜邪淫內教人

以修身立命外勉人以濟物利人自兵燹以來每與

諸聖潛施妙化溥濟陰陽爲東路生民釀和平之福亦異

數也庚申年承幸就正其間克襄盛舉而又聞

眞人以龍宮禁方枕中秘要傳世嗣子立願梓行方謂克

副

婆心梯航司命惜乎未久而卒甲子冬杪諸君以全

稾委承代理恭讀之餘如獲異寶蓋

眞人秘法止施於千數百年以前今復傳於千數百年以後豈非千秋寶訣一旦重逢何幸如之其

雲門仙外症十方及膏方一則出

華祖青囊　雲門仙

華祖高弟也奉　命宣示均皆不傳之秘亟欲仰答高深詳加釐正即付棗梨而同社友聞之樂助焉人合歟天合歟此書一出業醫者由是而精求焉當必妙義環生春回

指下而

眞人濟世之心其亦日月同昭也哉

弟子香岩氏李守永百拜謹跋

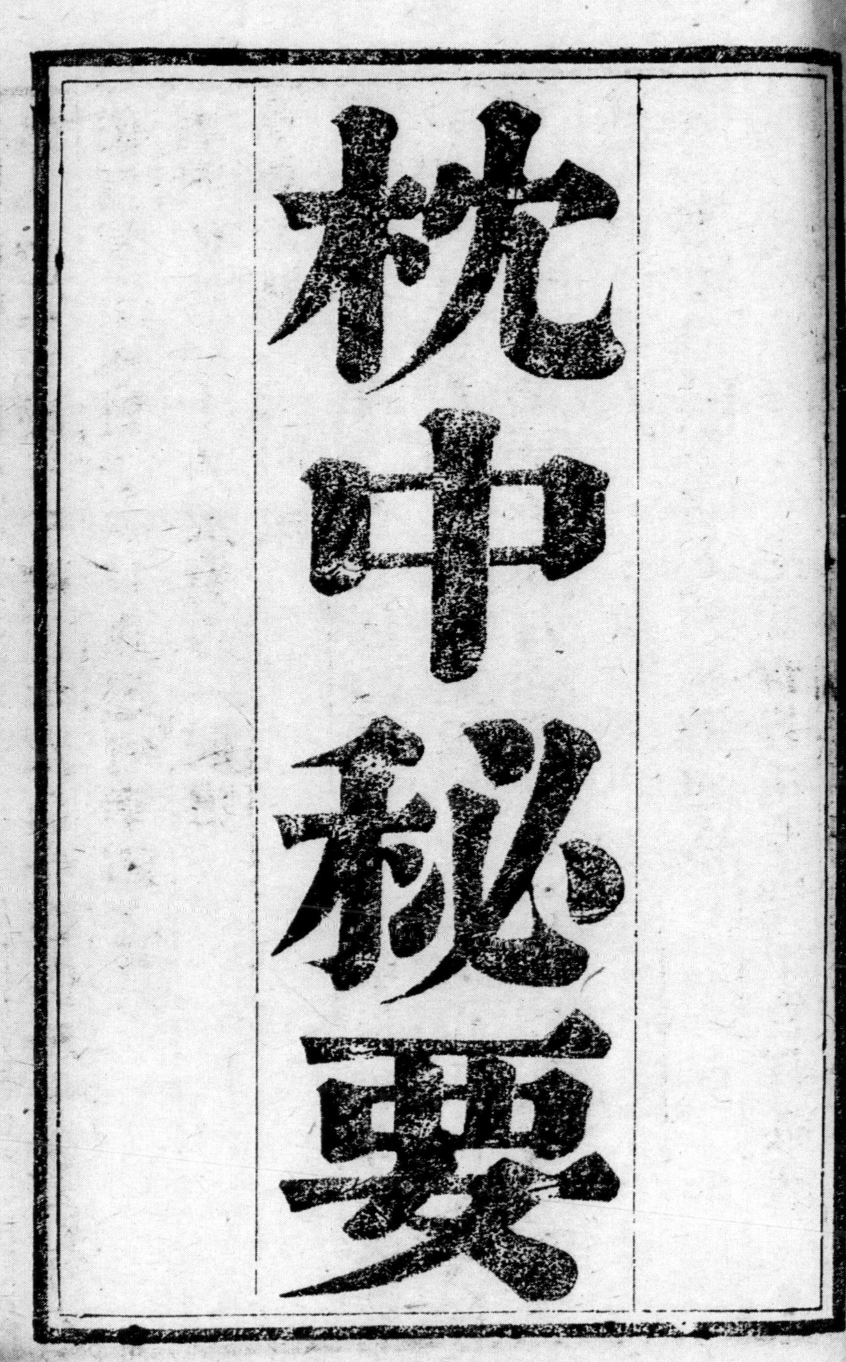

# 枕中秘要

# 枕中秘要原序

今世之醫今世之罪人也往往病家延診頭痛醫頭腹痛醫腹而不深究得病之源無怪乎悮人不少也夫陰陽燥濕風雨寒暑天地之氣一有不正則天地病人身精神氣血流行貫通一小天地也感受不正病亦隨之得病之源須叅之天時酌之地氣審之人力以辨其虛實寒熱表裏陰陽之所偏一有舛悮如肓人騎瞎馬不知路徑矣紫塵先生在隋唐時深究岐黄專以醫術濟人所診之症隨手輒效百不失一

先生恐庸醫之多悮也特於平日救治痊愈者書紙以置

於枕名曰枕中秘要自唐迄今千百年未傳也妙香壇乃
先生訓人處因嗣子堅請願刊以公世
先生喜而傳之
老僧非知醫者感
先生濟世之苦心與嗣子傳世之善心因樂而爲之序
天台僧道濟謹識

予本隋代一布衣耳遭時大亂生民塗炭每欲出仕以救世爲念無如朝綱不振窮奢極欲世風難挽民苦難除爰閉門以琴書自娱輒思編民疾苦往往誤於庸醫致損天年者甚夥遂乃攻苦岐黄參詳靈素出而問諸世予何敢妄矜醫學惟是臨症之際每懼錯誤治病如擒賊故膽欲大下藥如用兵故心欲小幸四方呻吟來者無不歡躍以去枕中書乃予晚年治症寫之於紙千數百年未行於世今得嗣子請刊予謂善能公世方是眞善不敢自秘亦不敢自夸惟願後之見此書者諒予濟人之心轉而入於救人之路未必無裨於世云爰誌數言以附於末

咸豐辛酉年　　月　　日紫塵氏鸞書

醫者意也決人生死察人虛實以及陰陽寒熱表裏莫不推乎意而行之上古如岐伯雷公諸醫聖皆先仰觀天道俯察人事作爲書帙垂範萬世其時風氣渟樸人心渾穆雖有病症爲途不雜故醫書所載者症勢寥寥後世文明大啟人類繁多時風丕變症亦因之夫虛實表裏寒熱陰陽隨人運轉一有不正陰陽否格寒熱往來表裏夾雜虛實紕繆病症百出高明之士按脈切理得其意而各還其宜方能速奏指臂之效今業醫者不然纔讀數本書卽出招懸牌曰方脈曰醫道曰婦科曰幼科曰內外科卽以內經未聞也問以脈學弗講也景岳六陣不知也東垣十書

不習也其他靈樞素問中藏經概未寓目焉無怪術業不精而病家每爲所悞也醫之一途堂室深奥非讀萬卷書不能廣拓心胸非歷數十年不能明澈臟腑更宜時時虛心訪求高手以我今日所診之病參合他書所符之旨方能百不失一否則未有不敗者也甚矣哉醫道之精古今有幾人哉吾

師紫塵先生由六朝以至唐代時以濟人利物爲念而於醫尤加意焉

先生謂醫術濟人功德莫大晚年聲名烜赫四方求診者不遠千里而來無不精心指示深恐輕率悞人故凡立一

方必細書於紙且使弟子輩將逐日所診之症備記之爲暇日考驗之助積久益多納之於枕名曰枕中秘要其實非秘也傳之後世示有憑也大旨皆係經驗之方俾醫家見此可以觸類旁通因此達彼具見吾師公世之婆心所裨益者詎淺鮮哉

及門弟子鶴超百拜謹識

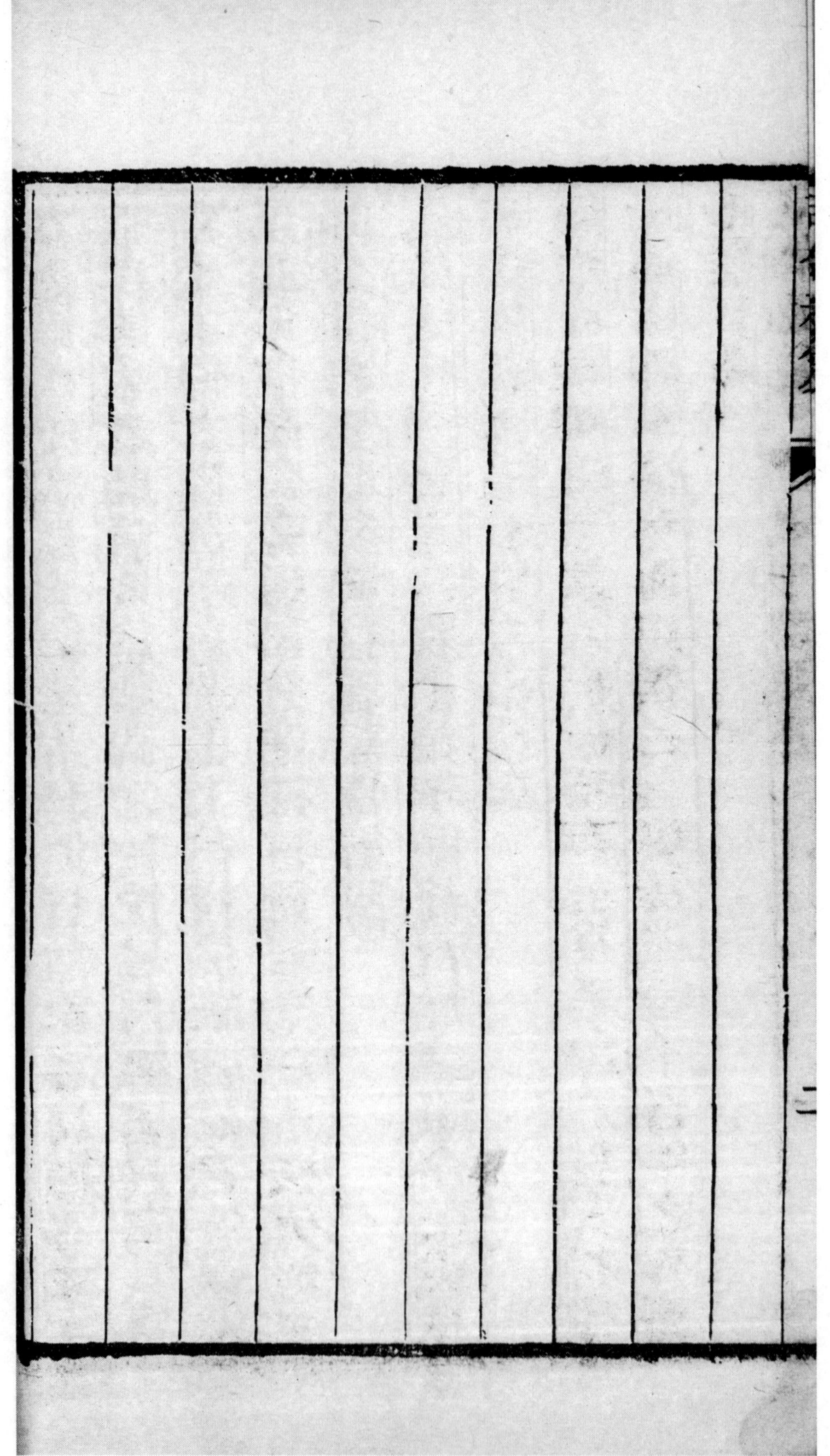

紫塵先生隋唐時立願救度世人故於醫理反覆詳求不
自信者不敢問諸世也維時海內陰受其惠者甚多
先生不自以爲功惟恐學問不精有誤來者故精益求精
焉晚年潛脩道要靜参醫理百餘歲入太白山棲眞證果
虎幸侍門下稍有領悟間問醫道於
先生先生曰醫道難言也曷啟予枕視之虎奉命啟視見
冊中所載皆經驗良方也乃知
師用心精細深恐誤人病症特存此爲考證之具夫石韞
玉而山輝水懷珠而川媚名言秘笈雖經千百年之久而
必發其奇

師之秘要失傳久矣經德子勤子等力請刊刻以公諸世此亦與人樂善之一助也由是傳之一人卽可傳之千萬人俾海內名流得以先睹爲快豈非千百年不傳之要賴以永傳而勿替也耶

及門弟子虎覺百拜謹識

紫塵眞人由隋唐脩道以醫術濟人所診四方病症無不立效皆由平日格致功深也晚年復細心斟酌每診一症即書片紙納置枕中蓋學愈精而心愈下也予生於明代耳聞

眞人有枕中秘要每以不見爲憾今

眞人徇妙香社嗣子之請肯傳諸世此不朽之盛業也後之學者得此奇方體

眞人濟世之婆心而推廣其術將見宇宙疾苦莫不霍然頓愈脫然無累豈非千秋萬世一大善緣哉

眞人命予爲序予

眞人門下士也不敢以不文辭用弁數言於卷端

明亥舟氏汪楫頓首降筆

# 枕中秘要總目

吐血食少　少腹左脹食多銷瘦天癸不至

年少耳聾食少身瘦　年少乾咳腰痛銷瘦

淋症白色瘦弱不起　中腹大痛上熱下冷

淋溺鮮血心熱如火　痰涎妄語狀若瘋顛

痰哮面紅　乾霍亂脈閉氣吅

八寶丸治男子七疝婦人瘕聚帶下　心痛氣墜睪丸大多汗

胃脹不食　不食咳嗽呃逆

瘋痰狂鬧　腦痛鼻涕如膠不食

心燒多汗天癸短縮　時寒汗不退熱大呃

溺血面赤小腸絞痛　腹痛身燒溺如豬血

時寒多汗寒熱不清　胸脹腹腫肌肥多食便艱

時寒腦痛如裂微熱惡寒　少腹蠱脹上瘦下肥

寒熱頭痛身痛得汗不解　頭搖手顫身晚微寒

寒熱往來晝夜無停　寒熱譫語身青腰痛目閉流涎

咳嗽痰多濃黃煩滿　腫脹身肥皮亮

瘋狂失志不知寢食　不食飲水

產後口閉血路不行　先寒後熱手足尖冷

哮喘如抽飲食倍進　泄氣水瀉皮膚枯黃

兩耳閉塞臍腹如冰　產後心腹絞痛鼻動口歪

咳嗽肚口刺痛不食　年老上部熱無汗下部寒有汗

咳嗽痰帶血絲小便短數　風寒汗後侉語
心腹鬱逆肋痛多年　小便澁熱下身腫大
暑行頭痛熱嘔口眼歪斜　頭痛眩暈情形顛迫
午後一寒卽熱嘆息不舒　痰哮眩暈日夜無停
年少盜汗作燒小便白濁　口歪胸塞氣阻
單寒午後身戰骨裏作燒　陰燒盜汗津短
吐痰熱如沸湯口熱心痛　腹臌短氣食少厥逆
頭眩目痛熱淚黑痰　舌出紫血眼如針孔
飲食入喉如火作嘔　舌上出血眼如鋸齒
腦痛多汗子發午止便澁　囊腫左硬大如雞子

食入如火中痛面赤　另方專治小兒蟲疾
食進即吐日久瘦削　下腹臌痛皮色帶青
夜半氣喘皮寒內燒　下部火熱赤淋[illegible]絶
腰痛氣急淋滑色白　乾嘔胸悶身難運轉
通身麻木皮摺如癩　心痛氣冲頭即大痛
腦痛如錐鼻內流血　身熱口乾小便不利
產後頭暈牙咬目閉　小兒氣促腎腫丸大
小兒嘔蟲頭熱身燒　腹痛上身熱汗下冷
面黃腹內如物串動
產後百般心癢

秘要

一葉姓家道殷富。年約三十餘。平日肌膚甚白。得病後轉紅黃色。飲食日少。瘦弱不堪。時或發喘。半年有餘。臥牀不起。食下卽吐。醫皆云多食肥膩葷香之品。中焦滯塞。兼之淫慾過度。致肺傷不能生水。投藥罔效。後訪予延診。三部脈象浮而輕者居多。

曰醫家誤用尅削化痰清垢之劑。反致脾土大敗。肺金亦傷。且面白色轉爲紅黃。紅屬心經火動。黃屬脾部土萎也。的是土敗火燃之故。方用

淸阿膠貳錢　連翹貳錢　芡實貳錢　懷山岳叁錢

上肉桂陸分　焦白术貳錢　炒穀芽叁錢

引以香稻米一撮雞蛋黄一個布包懸煎。服下覺胸胃寬鬆。稍受穀食。復以清心扶脾之劑調理遂愈。

一黄姓女人。其夫久宦未回。本人年約四十外。忽得腹大滿塞之病。皮硬發脹。醫皆謂下焦鬱氣上阻。用開拓降氣之藥。愈服愈壞。延

予診之。脈象軟滑。若由氣鬱。脈當沉細。默悟症源。乃是肝血積滯。氣不行動。因而結聚。問天癸從病時較前何如。答以平時應期。微患短少。病時或五六十日。或七八十日方得一至。

曰病源在此。立方養血行氣。用

炒白芍貳錢　川芎壹錢貳分　當歸貳錢酒炒　陳青皮壹錢伍分

龜板叁錢炙　南沙參貳錢　黑梔子貳錢　山查壹錢伍分紅糖炒

薤白貳錢

服下覺稍寬鬆。由此入門。調理乃愈。

一人年六十餘。偶患咳嗽。並無痰沫。延久未醫。漸至氣逆。而飲食加多。醫謂年老氣衰。肺經偶受風熱。皆用清肺補氣之藥。愈服愈壞。予診脈象平而實大。知非氣虛之故。亦不盡由肺經。實係肝氣結鬱。中入肺管。照脈象看。年雖已老。精血甚足。飲食

加增乃是實據定須解肝升陽降陰爲治方用
升麻伍分 白蒺藜去刺貳錢 釵石斛貳錢 玉金貳錢
元參壹錢伍分 大麥冬貳錢 龍膽草貳錢
引用陳窩萱叁錢 服下氣稍平定三劑後咳已大減醫家但知治肺不知治肝肝平肺自無事年老身壯愈補愈壞善醫者不可一概論也

一黃姓年十九歲與人揪扭打傷吐血一日數次肢體不能移動醫以去淤生新愈治愈壞至吐淡紅水或白沫症延半年無能治者適逢
予至病家只此一子哭之甚哀問其緣由並以前服藥不

效之故。細診脈象。左浮右滑。知是肺損。方以養補肺金爲主。一劑即效。用

白芨末。肆錢　拌食。此藥專補肺損。有挽回不足之功。

一小兒咳嗽。時時啼哭。肚腹日見其大。醫以爲濕積滯積。服藥無效。久之症作亂滾。飲食不下。予診細看面色焦黃。虎口青筋露出。脈象實大。曰此兒必係多食甜物。以致肺間生蟲。作癢作咳。肚腹大者。亦是蟲積脾胃。日見長大。久則不治。先以苦藥殺蟲。然後下之。首方用

鶴虱 壹錢　雷丸 壹錢　使君子 壹錢　苦參 貳錢

黃連捌分　膽礬捌分　次方用

使君子壹錢伍分　蔓仁叁錢　大貝母貳錢　木通壹錢

大黃壹錢　肚腹漸消。飲食如常。

一人便血。由少至多。面上漸漸黃瘦。醫謂大腸氣虛。積有濕熱。投以清利補氣之藥。皆不見效。予細切兩脈。浮而不實。微有喘勢。曰此肺火內灼也。初時火鑠肺金。久服降火固氣之藥。流入大腸。肺與大腸相表裏。此症須清內火之源。與大腸無涉也。方用

海浮石叁錢　貝母貳錢　紫苑貳錢　五味子肆分

杏仁壹錢伍分。黨參叁錢。引燈心叁分。服下即覺氣平神暢。而便血未止。再診加山查伍錢紅糖炒。二劑稍止。飲食漸好。後去紫菀加白术貳錢。麻仁貳錢。三四服遂愈。

一人年約五十。偶得左邊麻木之症。初時醫治皆用透濕和血之劑。愈服愈壞。甚至運動不得。予診脈象濇大。面色滯黑。曰症由平日操煩過甚。肝血耗損。腎水不足之故。須養肝腎二經。追濕和血無益也。方用大熟地伍錢。黑山梔貳錢。大白芍叁錢醋炒。血餘壹大團。

淨歸身貳錢川芎壹錢貳分
引貢淡叁個枸杞子叁錢服三劑稍有效驗再將此方照分
加捌倍外加大黑棗陸兩豬筋拾貳條用米酒煮食百日即
愈

一婦人偶得上焦氣阻久則積結如茶盃口大時常發動
疼痛難忍醫皆以爲肝氣鬱悶平肝順氣藥不見效日
見其大面黃食少
予細切脈象毫不虛滑問及天癸從前甚多亦復按月得
症後遲不應期來時甚少知是血積方用
紅花捌分山稜壹錢貳分茅朮壹錢伍分山查肆錢糖炒紅橘皮壹錢伍分

引用蒔蘿壹錢伍分三服腹內活動後加生新之法用蘄艾壹大團　血餘壹大團　漸好後稍用清補二月而愈

一人暑天偶然跌下不語口中痰沫湧出鼻氣微喘診者誤認中暑中風醫治無效

予切脈象洪大面紅知是心症因暑天煩勞事不遂意心煩火旺以致猝然而得方用清心定心之法

白茯神叁錢硃拌　遠志貳錢　川連壹錢　香薷壹錢伍分　藿香壹錢伍分

引用琥珀伍分　另用麝香冰片少許吹入鼻內服藥而愈

一葛姓武官平日氣血甚足骨肉開潤忽每日吐血二三椀而飲食如常精神不疲醫有云勞碌傷肝血不養而

上行有云腎經水弱不接濟火有云肝火藥皆清肝肺。滋腎水愈服愈壞漸至飲食減少身體反疲已成肝肺虧損之象當時

予雲游彼地訪延診視脈象一片模糊如雲霧無定問以前光景。黎以指下。悟曰脈象無定係本人平日心神恍惚飲食必多動濕之物濕在肺肝。從前之藥。反將積濕補陷兩經。因問平日果係常食松菌。隨投以燥肝肺之劑。用

澤瀉貳錢 土炒蒼术捌分 白蔟 蘗煨水炒蔻仁捌分 香佩蘭貳錢

茵陳貳錢 車前子叁錢 大白芍貳錢鹽水炒 炙草肆分

引青菓叁個打碎川貝母壹錢二帖氣平血止神好人安

一富家薛姓約二十一二歲聰明面秀忽耳內時作風雨聲一月後兩耳皆聾延名醫費數千金耳聾如故反添皮瘦骨銷飲食減少兩房只此一子娶室三年未生兒女家人憂泣願以萬金延醫

吾適在陳真人道院欲修房屋道像得此消息意在兩全其緣隨往通報薛亦喜極延診細切肝腎各部脈皆和平惟脾脈緊急遍看各方知藥誤傷脾再切左關於和平中呼吸七下帶有沉滯象悟

曰爾家人可問子婦必因房內口角受悶鬱結傷肝以致

耳竅閉塞此症不須用藥可買大活鯽魚取腦稍放麝香用絹紗包裹晚間塞於兩耳口內用鐵屑亂嚼嚼至數日耳內如風雨聲此竅漸開須戒房事爲要更邀知已出門任意行樂約五十日收功並不受謝但請某道院修整爲此子功德永保平安薛姓樂從果於五十日內全好並生二子續後

一張姓得淋症白色醫有謂房室事多致傷腎經者有謂思慮過度心腎不交者皆用補腎鎮心之劑愈服愈不止甚至不能起牀飲食無味骨瘦如柴其家以爲必死適

吾聞此症。發心親往診視。六脉皆浮。浮中兼實。面色帶青

問其平日爲人、皆言向來老實毫無外事。

曰淋症各有不同。此脉非是腎虧心慾之脉。必因氣鬱而

得。細問之果與人口角、同來如歎一般。

曰此氣淋也。

瞿麥穗壹錢伍分　枳實壹錢貳分　大黃壹錢伍分蜜炙　牛夕壹錢貳分

西黨參貳錢伍分　玉金叁錢　赤芍叁錢　赤石脂叁錢

射干壹錢　炙草肆分

引大棗叁個。二劑而淋止。後投以調養元氣。滋補血脉。不

數劑而愈

又一人淋症得時心熱如火煩悶太甚下淋作痛白中帶血醫云內熱腎火太旺且由心慾故煩悶作燒投以清心滋腎之劑久而不愈後淋皆鮮血醫又謂精枯血出定然無救舉家嚎哭

予適過此往診面色通紅脈象洪大曰此症因服涼藥過多致腎海爲寒所逼故精氣凝結虛火發動肝經血散以致溺血尚有可救方用

歸鬚壹錢貳分蜜炙　附子壹錢貳分　上肉桂陸分蜜炙　白雲苓叁錢

左牡礪叁錢　於术貳錢　赤小豆壹錢伍分

引葵子叁錢　紅茶花貳朶　三劑脈平神起淋血漸止進以滋

養全愈。

一人得痰哮之症哮時面紅汗出。氣力更壯。痰聲往來鼓動。醫皆化痰解哮。久而不愈。

予診肺脈實大知是實痰。痰因氣化。欲治痰必先理氣且此氣非受鬱逆而來。必因食中帶有別物裹而成哮。或上或下者。氣裹有形之物。宜破氣解痰爲治方用

甘遂壹錢貳分　烏梅炭壹個　百藥煎壹錢伍分　銀花貳錢

京三稜壹錢　只實炭壹錢伍分　橘紅壹錢伍分鹽水炒

引薑汁壹小匙　二服。痰消哮滅。加調理方兼養肺氣遂愈。

一方專治男子七疝婦人瘕聚帶下名八寶丸。

前四味用
附子捌錢 當歸壹兩去蘆 苦楝子捌錢 茴香壹錢大麥麵炒
加陳酒叁升煮乾焙末再加
丁香貳錢 青木香貳錢 全蠍拾柒個 元胡索捌錢
四味爲末，合前四味糊丸，如小桐子大。疝氣用橘皮或香橼皮湯，空心服二十一丸，力壯者服三十一丸。婦人用紅糖湯或金橘湯服二十一丸，氣壯者三十一丸。此方效應如神，好善者可修合施送。

一凡小腸絞痛難忍，亦有兼膀胱氣墜下部囊腫者，此症極多，實爲大患。方用

川楝子伍錢用巴豆貳錢伍分同炒焦去巴豆用　萆薢陸錢　石菖蒲葉壹兩

茴香捌錢　荔枝核貳拾柒個

共爲末陳酒爲丸如芥子大得此症者空心服三十九丸鹽湯下

一人胃脹半月不能進食醫或云膈象或云反胃或云胃逆服藥無效病人神智如故予診脈象堅實未見虛弱曰此胃經痰塞也半月以來所服藥品皆是理氣平逆反將實痰塞定故不思食必須導令吐盡然後理氣方好方用

司命秘笈　枕中秘要　九

皂角貳錢 白礬壹錢貳分 槐花貳錢焙灰存性 甘草壹錢

四味合成用白蘿蔔汁冲湯服下不半時吐出老痰約半碗許胸次舒暢再投理氣藥全愈

一人偶得瘋痰亂言鬧事面色青白醫謂痰火迷竅或云肝膽塞住火上亂行皆用化痰平火清理肝膽之劑日久無效甚至見人亂罵舉家無法

予診脈象飄忽無定時大時小細看面色青白兩目閃鑠定是痰因風動欲化痰必先治風此風非寒暑可比初起由天時不正突遭風邪侵入肝膽引動痰火泛治皆謬現已誤服猛劑若再加以攻陣恐難得力方用

半夏貳錢天南星叁錢天麻壹錢伍分明雄捌分寒水石叁錢焙爲九分爲二次早晚服用眞鉛伍錢鐵屑伍錢煎湯下三日風定痰平後投以化痰之劑漸好此法先去風邪後清痰火停標治本實有定見

一婦人心内作燒跳動不安天癸短縮日漸消瘦燒時多汗醫謂骨蒸或云勞怯用藥養血不效延至年餘臥牀不起舉家憂慮請

予診視脈大尾小虛中有實細問天癸何時短縮家人說在去歲端午節後縮後兩月便覺心内跳動作燒

曰症由血分虧弱必因食下動濕之物適當天癸來時血

司命秘笈　枕中秘要　十

裏濕熱也。果係天癸來時，食鯉魚過多所致。方用

鯉魚齒貳錢焙灰　山查貳錢紅糖炒　豬苓叁錢　京山稜壹錢伍分

莪朮壹錢伍分　紅花壹錢貳分陳酒炒

引用陳蘿蔔纓肆錢。一服血行，初帶黑色，至尾兼淡紅色。二服後，血中之濕去盡，加以調理收功。可見醫道全在細心望聞問切，一字不可忽也。

一富家李姓，溺血不止，溺時心煩面赤，小腸絞痛，甚至將頭抵壁方能溺下。醫謂小腸熱重，內火結濇，氣弱不行，皆用清腑補氣之劑，久而不愈。時吾醫名頗遠，此家備重禮延請。吾笑卻之。

日與其送我何不以此救濟孤貧便是功德當卽往診先看面部露有奸險色氣已知病源左寸脈大濇而兼數日症因平日心術用事遇有拂逆氣鬱不開以致生火火結小腸故溺時絞痛徒用清火止血而不柔和心經無濟也方用

阿膠貳錢蛤粉炒　車前子叁錢　赤小豆壹錢伍分　遠志貳錢

大麥冬叁錢

引葱管壹尺　大棗叁個　方開囑其家勸以清心平氣各事從寬可保服藥見效三服絞痛全止調理遂愈

又一人溺血不止溺時管內作癢帶有遺精且平日臥時

神志不安。服藥無效。

予望形診脈。心膽二部虛火浮動。

日此是平昔操勞太過。心神散漫。以致心腎不交。君相兩火妄動。精血流溢。乘火而入於小腸。火行則血溺。溺盡則精遺。必先調心養腎方用

大生熟地各叁錢　赤小豆壹錢伍分　百藥煎壹錢伍分

側柏葉貳錢春取東夏取南秋取西冬取北

引雞子黃壹個絹包懸煎　荔枝核柒枚打碎　三服後。臥時神定。漸能止血。復以定心安腎固氣清火之劑調理。漸好。

又一人溺血甚多。並不疼痛。飲食更加。精神反疲。且皮膚

焦枯別無他患醫不知何經何臟之症皆云小腸濕熱百藥不效

予診脾腎二脈稍滑問其人平日喜食何物家人說喜食水雞

曰症由水濕毒氣傷犯脾土故面色焦枯侵入腸腑將真火內遏邪熱下行故小便化血方用

甘松壹錢伍分 蒲黃壹錢伍分醋炒 桑寄生壹錢伍分 獨活壹錢貳分

西黨參貳錢 茯苓叁錢 白扁豆叁錢 蒼朮捌分

引地骨皮叁錢 車前子叁錢 後用調氣化濕補脾養腎漸愈

另有一種腸風下血以及臟頭火毒便毒

予常用二方治人無不愈者兹因溺血三症後一並傳下凡遇腸風臟毒只用

百藥煎肆兩加陳酒煮乾晒乾腸風下血者用歸鬚煎湯臟毒者用銀花煎湯每早晚各服肆錢

一方用側柏葉春東夏南秋西冬北隨時取下陳酒煮晒收存得此症者概用葉陸錢加荆芥穗壹錢伍分黄柏壹錢晚煎服可愈

一小兒八歲家道豐裕只此一子忽得便血之症初則肌膚甚白後漸黄瘦飲食不進醫謂富家子多食肥膩腸腑痰火甚重用燥濕便利之藥無效又用補血滋氣藥

更無效。遍請名醫。有同道者薦予診視。六脈皆滑。肺部兼虛。面色青白。曰此平日過食之物太多。致傷腸腑。此血非實火也。業已誤服峻劑。傷損元氣。今酌一法。

用肥豬臟。約一尺五寸長。將內油去淨。臟內放黃芩、黃芪各叁錢。同煨至爛熟。先用淡鹽和湯與飲。如飲湯漸多。即將臟內藥去淨。與食至三日。畧有起食。飲食漸進。腸腑氣足。虛火已化。便血自止。調理遂愈。

一人咯血。初起痰內帶有血絲。醫謂肝肺浮火。藥以清涼滋補。愈服愈甚。漸至吐成小塊。面白如紙。飲食難進。臥牀不起。吐至血中帶有白色之物。
丁診右寸脈芤。知是肺經傷損。初起肺癰。來派誤服涼藥。
將邪火內逼。血帶白物。肺內傷矣。辭以難治。舉家跪求。
曰吾設一法。能服下。儘三日內吐色面色畧有轉動。可救。
隨用
大白芨 伍錢 藕節 肆個 大貝母 叁錢
煎湯早晚服。三日後氣色稍轉。知外轉內亦必轉矣。分
付無須服他藥。每日用豬肺去心白芨 貳兩 同煨食。一
月可愈。此方專補肺損。切勿忽畧。
一人吐血淡黑色。每日皆在午後吐下。週身作痛。月漸瘦

損醫皆謂陰虧火旺。用藥補陰降火。約百餘劑。絕無效
驗。病益沉重。甚至吐時眼目昏花。奄然待斃。
予看六脈俱弱。惟脾經稍硬。尚有生機。遍閱諸方。無非謬
誤。
曰。此血非由火旺陰虛。淡黑色者。腎經命門水火不濟。硬
行補降。反將真陰傷損。以致水弱不能潤下。夾入虛火。附
以上炎。故成黑色。無須再服煎劑。用
高麗參叁錢蜜炙 黃芪叁錢元眼肉蒸 百合叁錢 飛羅麵肆兩
阿膠叁錢蛤粉炒。地黃肆錢
熬白蜜收膏。早中晚用扁豆湯。或大棗湯調膏約半酒

杯此膏將元氣滋潤脾脈大起服至四日六脈皆起血亦漸止調理遂愈蓋脾土乃人身之主食從此化如得一線生機即可救療人命可見醫理全要精細也

一人受寒身熱內燒口渴飲茶中焦阻悶醫用透邪寬中之劑數日未愈復用化熱攻下之劑仍無效忽神迷語亂小便不行上熱下冷上汗下無汗醫悉推手謂將變陷

予診脈陽分洪大陰分縮小細看病者時刻咬牙面色如火

曰此症初起即陰弱陽壯服透燥藥太過將邪火引入上

部下部濁氣聚結中焦阻隔使陰陽二氣不交故下部氣閉此症十死七八難救舉家哀求予曰只有一法用老薑七觔老葱七觔煨透鋪置大布上令病人裹在腰間外用開水薰蒸使煖氣透入中焦上下通貫得汗可轉隨用健氣之藥爲助

黨參叁錢土炒　歸鬚壹錢伍分　白通草壹錢　姜炭壹錢貳分　大棗叁個

服下中焦氣響下部漸暖後加清滯化痰健脾藥全愈

一富貴家女人生產幾次忽腹中氣動結如桃核在右邊少腹時或作痛百醫不效腹結漸大如雞子忽上忽下痛不可忍遍請明醫願謝多金

吾適在彼處。欲造修道像。聞言令人通報。病家正苦無救。隨即延診。先看氣色。此婦面白聲微。氣帶微喘。細診脈象無病

曰照此脈看。不過人弱耳。細問病由。三年前在窗下梳頭。含髮在口。適家內有急事問話。此婦一時氣慨。誤嚥斷髮。髮隨氣下。裹入臟內。現在腹下。氣血髮三樣裹住。成核漸大。面白聲微。氣不足也。此症藥力萬難見效。乃對天默禱。以求兩全。隨用多年髮梳一把。陳酒四兩。三稜五錢。共煎服。三服果漸消滅。後用行淤理氣藥全愈。此方從格物而來。梳乃理髮之具。相形而用。凡遇裹髮病症。亦可類推

一人腹中脹痛。初次食少。漸至食不下嚥。似有悶氣上阻胃口。醫初謂肝氣入胃。繼又謂反胃。來派或竟說已成噎症。小便艱澀。並無大解。

予診脈皆滯實。細看皮色白暗微黃。

曰此誤於醫也。症初起不過肝經稍有濕積。若先舒肝去濕何至如此。現反將肝濕引入胃經。以致不食。若遲至四五日後胃氣已敗無救矣。方用

白蒺藜叁錢　砂仁水炒　吳萸壹錢伍分　蒼朮壹錢水炒炭　菊花　豬苓貳錢

赤苓貳錢　烏藥貳錢　大腹皮叁錢酒洗

引車前水煮老米一大撮。煮後晒乾入藥。煨薑一片。

此藥連服二劑將肝胃濕氣燥動即思飲食小便漸暢大便亦行後投以祛濕補氣而愈夫濕氣偶積肝經不過如布帛之上稍有污垢淸水洗淨甚易事也加以穢污垢乃愈甚醫理顯而易見惜庸手不加察也

一婦生產數次忽覺少腹脹滿偏於左邊用手推捏如水有聲並不痛苦漸至皮膚枯焦骨瘦飲食日添數頓天癸累月不至羣醫遍診有云氣脹有云血脹有云鬱悶用力而脹有云水濕下脹服藥愈久愈壞甚至腹脹如鼓拳擊不動

予診脈象尺實關虛形色枯焦骨瘦

曰天癸不至。下部凝結。可知非徒血爲患也。必兼實氣。血爲有形之陰。氣爲無形之陽。陰陽否格。上下不通。日久血成大塊。偏於左者。肝氣裹血無疑。非一二劑所能爲力也。

方用行血破氣法。

京三稜壹錢伍分酒炒 蓬莪朮壹錢伍分酒炒 芫花壹錢貳分 陳香櫞叁錢 木通壹錢伍分 山查叁錢紅糖炒 川楝子壹錢貳分 玉金捌分磨 青皮捌分磨

引夜合花叁錢。大棗叁個。三服腹脹漸消。血行紫色。加以逐瘀生新。調補而愈。此方因本婦飲食甚多。脾胃健旺。故易收功。若逢氣弱陰虧之婦。又當添補氣之品。如黨參黄芪等味方合。

一人偶得腰痛氣不接運。咳嗽時有聲無痰。彎腰不起年纔二十。娶妻半載。飲食漸減。骨瘦如柴。醫謂腎虧肺弱。不能運痰。用藥無效。

予診腎肺兩經並無弱脈。惟覺或大或小。或洪或微。如風動葉之象。曰此係風伏肺經。金弱不能生水。風旺助火故乾咳水少腎虚。故腰痛。治宜祛風爲先。方用

麻黄陸分蜜炙 蘇葉貳錢 熟地叁錢 防風水炒 五味子柒粒 升麻伍分炒 杏仁叁錢 荔枝壳壹錢 仁水炒 炙草伍分 伍分

引薑皮肆分。飴糖壹兩、每天須多食飴糖、以保肺氣。風去火平、咳嗽自止。不數日果愈。

又一人中腹氣痛。痛時上身作熱有汗。下部作冷無汗。甚至痛不可忍。一日數次。至晚更甚。叫喊時聞。飲食減少。醫作肝逆治無效。

予診此人。平日窮苦業勞。或渴飲生水。寒熱不均。叅以脈象。決非肝病。實係氣血兩虧。寒時飲冷。熱時飲熱。中腹乃陰陽相交之處。爲寒熱所逼。故上部亢陽獨旺。下部濁陰獨結。中腹氣痛。皆虛寒虛熱把持。必須調和氣血。使陰陽二氣相和。升清降濁。爲治方用

白通草壹錢貳分薑汁炒 焦白术貳錢 赤小豆壹錢伍分

桂木壹錢伍分 大伏皮叁錢酒炒 當歸身貳錢 元胡索貳錢

西黨參貳錢伍分土炒

引大棗叁個 煨薑伍片 陰陽水煎。另用薑叁觔煨水薰下部。氣透得汗漸愈。

一人患痰涎時時不斷。上盛下虛。甚至虛火上升。亂言妄動。狀若瘋顛。素昔元氣不足。醫皆化痰清火。久而不愈症已三年。家人以為瘋痰無用。

予聞此症。即發慈念。代診脈象。陽盛陰虛。肝經痰結。浮火上助肝火。以致痰迷不清。必先鎮壓肝膽。調陽濟陰。尚可

望好。隨開清鎮丸。方用
水銀肆兩　硫黃貳兩
用水火鼎。將二味煉透爲末。用糯米貳升。磨細糊丸。如
芥子大。每早晚用薑汁一小匙。冲水服三十丸。此二味
世間無人敢用。不知滋陰降陽。有調元墜痰鎮肝之妙。
此人服至十日卽效。一月而不發。兩月後無事矣。世如
有偶得痰涎。面紅氣虛如瘋者。可用此方治之。他藥難
見功也。
一人時天得霍亂症。欲嘔不嘔。欲瀉不瀉。上焦阻脹。通身
氣脈閉塞。人事不清。醫皆推手。初診之方。無非藿香正

氣透關散之類遇

吾代診。脈象皆實。曰此爲乾霍亂。係由急氣所鬱。人事不清。胸次悶阻。盡痰滯也。方用

丁香柒粒　石菖蒲根壹兩　生薑肆兩　甘草捌錢

食鹽伍錢

煎至一半。加童便一小茶杯温服。不一時人事清白。氣脈通利。一劑遂愈。

一人偶患心痛。痛時下部氣墜。睪丸漸大。汗下如雨。症延三載。百方無效。

予診脈象實中見虛。曰此實氣結於心膽。必因惱怒而得。汗由脾弱陽虛。再用降氣破氣之劑。必添他症。當治心肝之源方效。用

赤小豆壹錢伍分　遠志貳錢　海藻貳錢　玉金叁錢

酸棗仁叁錢　橘皮白貳錢　升麻陸分　砂仁水製

引荔枝肉叁錢　元眼肉叁錢　白通草壹錢鹽水製　三劑後。心氣平定。下部不墜。照方加補氣藥全愈。

一人或數日不食。或偶一食而卽不食。大小便如常。但咳嗽時氣難提上。醫謂噎症。來派用開胃滋氣方。反添呃逆。稍食一米卽呃不止。舉家焦慮束手待斃。

予診脈象未絕。知非死症。肺胃二部。滑而兼實。面色隱露青白氣。
曰脾脈未斷。非噎症也。胃經現有虛氣虛寒虛濕三者。凝結於中。因服培補之藥。將胃經逆氣。逼入於肺。故咳而食呃。不食數日如常者。皆虛氣虛濕把持也。方用

蜀椒柒粒　紅豆玖粒　丁香柒粒　蔻仁陸分

加香稻米荷衣各貳兩。同煨至一半。服下即稍思飲食。後加煨薑伍片。服下寒降。又多食矣。後照此方加車前貳株。陳海蜇壹兩。大棗伍個。三服而愈。

一人患腦痛不可忍。鼻嘗流涕如膠。飲食俱廢。漸漸身弱。

醫或云腦寒或云肺熱皆用温腎淸肺之藥愈服愈甚舉家無法聞
予名延診肺腎兩脈並無寒熱之偏惟肺部稍見軟滑症由何起細看病人衣上牀上俱掛香袋取下近前香氣甚烈知皆眞麝香也問佩此幾年矣家人説病者生平最喜聞香佩此約十餘年矣
曰無怪肺脈軟弱麝入太陽燥氣薰蒸傷腦自然作痛鼻竅上通於腦腦中燥火下成涕涕久傷肺脈故軟滑此非藥可治也
須取牛馬糞晒乾置近坐側臥時亦用此燒烟聞至十

日鼻涕漸少。少一分則腦痛減一分。一月而愈。更以滋腎清肺之藥調理。令終身戒聞香物。遂永痊好。

一人得時寒症。至十四日未解。前藥皆散寒燥中。有汗而不退。熱反添。呃逆。醫謂肺氣入胃。藥皆不效。予診。纔至廳室。卽聞呃聲。賀曰此症無妨。隨診脈望色。見病者呃後。毛孔內反似微潤。曰症因氣分素足。偶受過逆。呃時聲高。皮潤。是不可硬降也。立方專助氣分。呃愈大汗愈出。正汗皆在呃中得來。氣足陽旺。週身汗透。病可全解。用

西黨參貳錢 歸鬚壹錢伍分 升麻伍分 焦白朮貳錢

大棗伍個　淡豆豉貳錢

服下呃聲愈高。汗透邪解。後方清火健脾遂愈。

一人少腹隱痛。痛時小便卽下。强留不住。漸至溺如豬血。皮膚黄枯。飲食無味。渾身作燒。醫謂下焦陰虚。濕熱結積。多用滋陰利濕去熱之劑。半載無效。臥牀不起。予診中寸浮動不靜。凡人六脈。心經最宜和平。此人心脈獨旺。問其年。二十七歲。問娶妻否。尚未。曰此必因平日想得妻室。一切心事慾念居多。將心經君火引動。小腸通於心。君火既動。相火不問可知。下焦痛爲火結。便如血者。兩火夾濕而行也。此症當以清心爲主。方用。

連翹貳錢 蓮心肆拾玖個 丹皮貳錢醋炒 酸棗仁叁錢 知母壹錢伍分 白芍貳錢鹽水炒 紅豆壹錢伍分 磁石叁錢 竹節草貳錢 引竹青貳錢 雞子黃壹個絹包懸煎 三劑漸好勸其家速爲娶室。後果無恙。

一人得時寒。數日汗多而熱未清。無汗時卽怕冷怕風。或熱或寒。診者或謂表未透。或謂陰陽二氣不足。汗多乃人虛之故。諸方雜投。始則透表。繼和解。滋補皆無效。延至七八日。仍然多汗。皮膚蒸熱。汗退又復惡寒。上焦煩悶。

寻診脾胃脈象實大。面色黃中浮紅。目胃經熱重。內伏濕痰。當用和胃承氣湯。

大黃肆錢用陳酒蒸三次　甘草叁錢　硭硝叁錢炒煉

大黃用酒者。因上焦有濕熱。酒能上行。若無酒則盡攻入下矣。此理可悟。甘草因硝黃性烈。用以和緩。硭硝能助大黃之力。實火伏胃。得大黃以解之。硭硝以下之。一劑而愈。再以清火化痰補脾之劑。調理全好。

一人患時寒。頭痛難忍。腦如破裂。叫喊不休。身上微熱。惡寒怕風。醫爲散風透邪。久而不解。甚至目花欲裂。汗如雨下。

司命秘笈　枕中秘要

予診腎脈浮滑而色帶黑。

曰此是風入腎經。因虛寒而得。藥力難期速效。須用

蓮鬚。貳錢 葱白 伍錢 生薑 捌錢

煎服以太陽汗出爲度。汗引風出。三劑果愈。

一人風寒作熱。頭痛身痛。時或惡寒怕風。連服散劑。汗出不解。延至六七日未愈。

予診脈象虛數。

曰此症熱中伏寒。散劑能祛寒。不能治熱裏之寒。骨血疼痛。裏寒也。皮膚蒸熱。外熱也。寒熱夾雜。必須先用煖劑解之。方用

焦白朮叁錢 桂枝貳錢酒炒 附子壹錢伍分 甘草壹錢 煨薑伍片
煨透温服二劑。裏寒透出。熱俱外達。後以疎解方取微汗果愈。

一人寒熱往來。初起微涼微燒。日甚一日。寒後卽熱。熱後卽寒。晝夜無停。飲食減少。身體虛弱。醫有用解者。有用透散者。有用滋補者。一月無效。四處訪醫。知予名延診。左部三脈。或大或小。或虛或實。曰此症寒熱。非感外邪。脈無定象。症因心緒鬱結不開。心火動引腎經。致將肝血耗灼。陰虛陽浮。不能潛養。寒爲陰弱。熱爲陽浮。陰微陽亢之疾。當用降火滋水之法。用

阿膠貳錢蛤粉炒　生熟地各叁錢　白雲苓叁錢　附片捌分

上肉桂陸分蜜炙　高麗參貳錢　於朮叁錢　天竺黃壹錢伍分

大麥冬叁錢　炙草肆分

引煨薑壹片　大棗叁個　連服三劑。陰健陽潛。病減五分。後用

大棗肆兩　生薑貳兩　橘白壹兩　鮮首烏貳兩　同煨食之。十日寒熱

盡去。加以滋補全愈。

一人咳嗽痰多。痰色濃黃。飲食不下。心內煩滿。症已半月。

醫用化痰斂肺之劑。久而不愈。漸成喘象。

予診肺脈若有遮隔。胃脈並不虛弱。

曰此濕痰在膈也。是以咳時肺火提上。則上焦氣結煩滿。

方用

芫花捌錢醋炒焦　甘遂捌錢用長流水浸半日炒乾　大戟捌錢亦用長流水炒乾

大黃陸錢用酒蒸　黃柏伍錢炒　爲末

用荸薺汁白蜜爲丸如桐子大每服二十五丸開水下。

不五日而漸愈。

一人瘋狂失志。魂不歸舍。作事顛倒。言語錯亂。並不知己爲何人。身在何處。與之食乃食。強之臥乃臥。飢渴不覺亦不倦怠。日甚一日。醫作痰火治不效。作驚嚇治亦不效

予診看其人面肥體壯。白中隱帶紅色。脈象實大。

曰此必因平日多食厚味。久致胃火凝結。堆積老痰。聚於心膽之間。脈實而大。乃實痰實火也。當瀉降之方用

黃芩貳錢炒　大黃貳錢酒浸蒸　青礞石叁錢炒如金色　沉香玖分

黃連肆分酒炒

引用膽星壹錢伍分　茨菇汁和服二劑。心膽痰熱打動。再加化痰藥二劑。痰火下降。後用清火收功。

一婦產後忽然口閉。人昏。小腹脹鼓。血路不行。醫皆束手。謂產後氣力甚弱。行血則必傷氣。礙難下藥。舉家慌張。有謂

予專救人急者。延診兩部。脈象虛中見實。面色浮青。

曰瘀血衝犯肝經。若不速治。攻入心臟。即無救矣。現在心脈還虛。未見血入面。青者病在肝部。肝經生血而又離血。血不養肝。故聚於小腹。用急治法。

血竭伍錢　沒藥叁錢

和陳酒童便各一杯。溫服。如口不能開。先用熱醋薰氣入鼻。果然服下人醒。血行調理漸愈。

一人平日多食厚味。忽患哮喘。氣不相接。症累二年。醫治不愈。尤奇處。舉發之時。飲食更多。雖喘至手足如抽逆。不能戒厚味。

予診知係腸胃油膩火毒。結爲痰飲。專治肺氣。無濟於事。

方用

萊菔子肆兩　豬牙皂角壹兩伍錢

爲末用淡薑汁糊丸如桐子大每早空心淡竹葉冲湯服四十丸服至十日内火降動痰亦漸消勸令飲食清淡症永不發

一人偶覺兩耳壅塞臍腹作冷如冰不能安卧而飲食偏喜冷物醫謂虚火虚寒始而降之繼復温之方藥雜投無效

予細問情由平日並無他好專喜食生冷之物再診脈象大半虚滑

曰此實寒結於臍下。逼火上行。衝入於耳也。用木香叁錢　西黨參叁錢　附子壹錢貳分

引生薑叁片　大棗叁枚　三服實寒解動。臍下作煖。寒透火降，引火歸原而愈。

一人咳嗽不語。肚口引動。痛如針刺。飲食不下。臥牀半載。服藥無效。

予診肺脈實大。胃部亦洪。咳時面現紅色。曰症不獨胃中實結。並有鬱悶之氣。引入肺經作咳。而胃即痛。不必煎方。用

雄豬肚壹具將白石英肆兩放入。煨後去肚。另用豬肚再煨

三次取藥曬乾爲末每早空心用款冬花桑白皮大棗鹽煎湯和服三錢四兩服完而症果愈

又一人咳嗽痰帶血絲小便數而短每咳時即淋下醫云肺火旺心氣虛服方愈甚

予診脈象皆無大壞惟腎經微滑肺經微弱而浮曰肺弱不能生水心火不濟故心腎之氣不交以致小便短數金弱故咳嗽宜以和金爲治金能生水水能濟火即可愈矣用

百合叁兩 款冬花貳兩 外用棗肉黑芝蔴其爲丸如梧子大每早空心鹽湯服二十五丸晚亦照服水火調和諸患

卽好此法在生金上設想果應手而愈

一人心腹鬱逆兩脇作痛多年服藥不愈皆謂肝胃氣逆作鬱作痛

予診肝胃脈象皆不沉滯惟心熱脈稍沉悶曰必因悶氣停食所致食爲鬱氣所停久而不化結於心胃之間宜開氣化導食痰爲是用

煨木香壹錢貳分　半夏貳錢　旋覆花貳錢　磨沉香柒分

天南星壹錢伍分

引用丁香柒粒　三服後加澤瀉貳錢　桂心捌分　橘白壹錢伍分　穞稻根叁錢　二服加七倍用米湯爲丸如桐子大每空心服三

十丸。或橘葉。或薑皮。冲湯下。氣疎痛止遂愈。

一富家王姓。因有要事。暑天出行。路遠腹飢。回家頭痛作嘔。渾身發熱。口眼歪斜。人事不清。舉家慌張。延請多醫。皆謂人虛受暑。服藥不效。予診各部絃浮。帶有滯象。問其病由。因行路而得。曰不獨中暑。亦且中風。行走太急。心血耗動。以致風暑入於肝膽。用

硝石叁錢　太陰元精石叁錢　五靈脂肆錢炒淨　沉香壹錢貳分

陳皮　青皮各貳錢皆去白　南星叁錢　硫黃壹錢伍分

爲末。用白米粉約五合。共藥爲丸。先對貳錢伍分。和開

與服。即見平定。三次漸愈。後用清暑去風和血之劑全好。暑天得此症者甚多。照方治之。百無一失。

一人得陰分作熱之症。氣欲伸而不出。嘆息不能舒展。每午後一寒即熱。從前醫治認爲感冒。認爲瘧疾。或曰氣分不足。虛熱之症。百藥無效。予診腎脈虛而數。肝脈太旺。曰此是腎經虛熱。逆行入肺。金不勝水。水不養木。肝木勢孤。症爲短氣。方用

麥門冬叁錢　當歸貳錢　黨參貳錢　生地黃叁錢

五味子七粒　橘白貳錢　磁石叁錢　青皮壹錢伍分

三服熱退氣舒後以調理而愈

一李姓貴家子年十九盜汗作燒小便每帶白濁醫謂虛火投滋陰固腎等藥愈服愈壞延及半載遍訪名醫有舉予者此家延診看其面色白而瘦弱毛孔緊豎脈象虛弦曰症由腎虛受寒寒久化熱故作燒燒久陽虛故盜汗前皆固腎固陰而不去腎經虛寒無怪不愈方用

附子壹錢貳分　川椒卅粒　石菖蒲根壹錢伍分　黑牽牛壹錢

乾薑捌分　鮮首烏肆錢

引煨薑貳片　鮮竹葉拾叁片　二劑盜汗止下濁亦減後照此

方加滋陰之藥遂愈。

一人得發寒之症單寒不熱。每日午後更寒。毛髮緊豎身戰如瘧骨裏作燒。醫診有云受寒。有云伏表有云伏風藥久不效。予看皮色焦黃。問其情由。素日好飲生水冷酒。日生冷反性作燒。寒氣逼肺經致成水飲。用

白朮貳錢　桂心捌分　乾薑貳錢　枳壳壹錢伍分

煎至半開。放附片捌分大黑棗叁個二服寒毒祛。降又二服而愈。

一人吐痰甚熱。如沸湯注器。半刻方冷。吐時口熱心痛不

司命秘笈　枕中秘要

敢多食症延一載。百藥無效。

予診脈象洪大。鼻尖帶紅。

曰此因肺中積入燥火久而化痰。痰因燥火而熱。用

天南星貳錢 半夏叁錢薑汁炒 黃芩壹錢伍分

引桑白皮肆錢鹽水炒 三服痰不熱。痛亦減。加以清肺而愈

一人目痛頭眩痰飲之症。痰皆黑色。目痛卽有熱淚。頭如磨轉。醫爲清火化痰。平肝皆未見效。

予診肝脈浮大。肺脈虛滑。色氣皆不安之象。

曰病在肝膽。惱怒所傷。火伏肝中。旁尅肺金。化爲痰飲。目泪作熱。肝下鬱火可知。不必服煎劑用

辰砂壹錢伍分水飛陰陽瓦焙白明礬貳錢燒熟天南星伍分半夏伍錢加薑汁一大杯同煮一炷香時再用白麵爲丸如桐子大每在午前陽盛時空心用開水服二十丸可將肝內鬱火引出再用清火之藥方愈

一人飲食下喉熱氣如火雖至冷之物入口卽咽時而作嘔醫謂肺火過抑胃氣不舒或云濕在胃經故作嘔服藥不效

予診胃脈洪大而實待其飲食時看其情節食量甚大而下咽必苦臉因問之答云不喫則餓得難過喫又咽得難過

曰脈象症形實係胃火。火引食蟲上行。故易餓。蟲伏膏膜。得食蠢動。火乃愈熾。故下咽即熱。入咽爲艱。方用

干葛貳錢 半夏肆錢薑汁煮 甘草貳錢 蘆根伍錢

四味同煎。早晚服一盞。服至五日。病減半。後加

黃芩壹錢伍分 黑梔子壹錢伍分 三服而愈。

一張姓腦痛。每夜交子睡醒。即痛。痛久則汗。汗透至午後方止。大便艱澁。醫云腦寒。或云腎火。或云頭風。諸藥不效。

予診尺脈虛弱。知是命門火衰。不能濟水。故虛火上入腦門。虛陽上升。陰不能潛。故時交陽分必發。方用補陰潛陽

兼補命門之火。

磁石叁錢 阿膠貳錢蛤粉炒 大白芍貳錢鹽水炒 鮮首烏肆錢

上肉桂捌分 山萸肉貳錢 天竺黃壹錢伍分

引豬腦壹兩伍錢 用薑汁焙乾入藥大棗三個。四劑而平。後以滋水清火之藥收功。

一人平日甚瘦。偶患食痰。肚口作脹。下腹漸癟。肌膚漸肥。愈脹而食愈多。大便甚艱。十數日一次。醫云濕痰氣脹。或云水濕氣鼓。百藥不效。予診六部皆虛而無着。曰症如虛空之樹。外强中弱。上部清氣不能升。下部濁氣

不能降故飲食入腑不能滋脾胃反浮入皮膚必須分疏二氣升淸降濁腫脹自消方用

淸會皮壹錢伍分去白　砂仁殼壹錢貳分　麻仁貳錢　大麥芽叁錢

蘆根肆錢　地骨皮叁錢　桑白皮叁錢洗

至二三服肌漸瘦飲食漸少再三服遞換淸氣化火健脾胃之藥全愈

一人少腹蠱脹上部胸背兩膀日瘦下部肢體日肥醫作水濕氣治不效作痰結治亦不效

予診細問情由平日多食魚蝦食後喜在風前打睡脈象肺部虛寒腎部虛火

日水濕積於下焦。爲虛火所逼。上部瘦。血皆行於下也。故下部肥。方用升陽祛火之法
白菊花貳錢　桑葉貳錢　黄芩壹錢伍分　黄連伍分　黄柏捌分　升麻伍分　天麻壹錢貳分
服二劑。先將上中二焦之火升淨。後治以燥水濕之藥用
川椒玖粒　附子壹錢貳分　桂心捌分　白术炭貳錢　生薑灰壹錢
四服。腹脹已消。調理而愈
一人偶得摇頭之症。兩手發顫。身上至晚覺有微寒。醫云肝虛風動。或云脾寒夾風。服藥不愈

予診脈象。腎經獨弦而滑。看其頭搖手顫。刻不停止。曰患因平日腎經虛弱。房事後驚悸受傷。凡人當房事後。腎經火旺。未得歸原。忽受一驚。脈絡不安。部位故腎中虛風入骨。風動而頭搖手顫。宜用鎮風安腎定脈之法。

兎絲子貳錢 黄菊叁錢 大熟地叁錢砂仁水蒸 白芷壹錢 橘絡叁錢蔥汁炒 磁石叁錢 肉蓯蓉貳錢酒洗

引鯉魚腦。要活取。壹兩蔥汁炒晒乾。豬前爪二個。用防風水焙焦入藥。三服。腎經安鎮。精入元海。頭手皆不搖顫。後照原方加清火藥常服。一月而愈

一客官路過驛地。晚間忽寒熱譫語。身帶青斑。腰痛難忍。

醫謂受急寒。服藥無效。但差務甚緊。不能躭擱。漸至兩目緊閉。口流涎沫。厮役驚惶。訪尋延診。脈如風轉。或上或下。或大或小。或沉或浮。看其口閉語亂。便云非是風寒。必係鬼邪作祟。此名鬼疰。凡疰症。或惹鬼打。或惹屍邪。身帶青斑。鬼打無疑。家人跪請。皆說官若無命。驗看身青。必疑服毒。遇害。此差難消。懇求救解。尋想當日叅道時。壺公師祖。曾授六一泥之法。可治一切鬼魅。用

雄黃　雌黃　辰砂各叁錢　原醋浸晒乾加

眞青叁錢　蚯蚓糞陸錢　磁石陸錢

取東方好黃土壹觔將六味藥和入用水火煉法搏泥作鼎中間又作套鼎外鼎四面隔斷左水右火藥置中間煉至一日夜將泥取下爲丸如皂角子大用鬼箭煎湯服至三丸鬼邪自退果愈

一人身腫腹脹腫至全身肥大脹乃止皮色發亮如水銀一般飲食或多或少初起尚可行走漸至動彈不得服去風利濕藥皆不見效遍訪名醫遇

予延診脈象外實内虚手捏腫處非水濕氣似因皮厚漲滿之狀問平日曾多食豬肉皮否曰有之又問食下曾在風前睡臥否曰然

曰此必風邪入於毛孔。引動肥膩濕毒。串入皮膜之間。以致外實內虛。仍當以物治物。用

健豬油叁觔 防風肆兩 土荆皮半觔

同熬熟。每頓拌飯拌菜食。久皮內風消濕。降肥膩自然撤去。不藥而愈。

一人食量甚大。忽然不食。只要飲水。症延十日。醫作嗝氣治。投以開胃之藥。毫無效應。漸至飲水甚多。不飲則氣鬱難過。

予診脈象皆實。曰腸腑內有實。火結於肺胃之間。故不思食。火得水而暫

司命秘笈　枕中秘要　卷三

息。水性過火愈熾矣。方用

黄芩壹錢伍分醋煮　黄連伍分　黄柏壹錢　知母壹錢伍分

龍膽草叁錢　蘆芽伍錢　小生地肆錢作汁和

三服而火降。飲食如常。

一人平日甚瘦。身忽惡寒。手足尖作冷。寒後轉熱。口內腥臭。醫用發邪透表之劑。有汗不解。症延十日。予診脈洪大之中。有空滑之象。曰此非表邪也。因平日氣血不足。肺經伏風。手足尖冷。氣不行血之故。寒後復熱。風火妄行之故。方用

黄芪壹錢伍分防風水炒　桑白皮叁錢　焦白术壹錢伍分醋炒

橘白壹錢伍分　於术壹錢伍分醋炒　穀芽叁錢　荆芥壹錢貳分

老蘇葉壹錢伍分

引薑皮伍分。大棗叁個。服後飲陳酒一杯以和之。二劑而解。

一人下瀉黃水。瀉先泄氣無數。皮膚枯黃。醫謂濕結腸腑

所致。服藥半載不愈。

予診肝脈獨削。知症源皆由木旺傷土所致。下焦膀胱水

濕氣積。飲食皆化爲水。積濕在膚。氣又不固。故洩氣。後即

瀉黃水。症延日久。服藥恐反傷脾。用

大商陸貳兩去皮切片　甘遂貳兩貳錢　加黑豆貳升　同煮熟。每早晚

撮食藥豆一二合。半月後豆盡病愈。

一婦人產後心腹絞痛。兩目上視。鼻動口歪。醫謂積寒傷

血。服藥未愈。

予診肝經實大。面色紅中帶青。

曰此血入包絡之象。必係產時。血行未盡。偶因氣鬱。將瘀

血引入肝膽包絡中。故絞痛面青。口歪鼻動。方用

赤石脂壹兩 代赭石壹兩 浸原醋內。以陰陽瓦焙三次。

研末和白蜜白蒺藜末壹兩 爲丸如梧子大。早中晚用

絲瓜絡湯服二十丸。積瘀引動。下行。症乃愈。

一人年已六旬。忽身上亢熱。下部惡寒。每交子初。不能安

臥。且下寒則有汗。上熱反無汗。漸漸神弱人疲。醫云陽

盛陰弱或云氣血兩虛百藥無效

予診脈象或實或虛問其人有妻有妾已生三子本年又納一寵知此人必好房事陰分受寒虛陽提升上部故上熱下寒子時不睡陽分過陽而相亢也卽日症不必抑陽亦不必滋陰每早晚用

煨薑叁片紅棗叁個陰陽水煎服交子刻先用

附子壹錢貳分桂心捌分鱉甲叁錢醋炙白茯神肆錢薑壹片

煎服子時一陽來復先將腎經虛寒燥透陰分上濟浮陽方能安臥

一人偶患風寒汗出已解汗後忽然變聲侉語飲食喜麵

酒。甚至家屬不能辨認。舉室慌張。醫皆謂失魂另換他
魂入竅矣。百法療治無效
予診六脈皆帶陰滑之象。謂其家人
曰非失魂也。乃出汗時。邪氣竄伏肝中。肝藏魂肺藏魄。負
魂不能守舍。移入於肺。魂魄不容並立。以致驚魂妄動。心
虛無着。此症逐肝邪。引魂歸舍。兼補心氣自愈。方用
米龍齒叁錢 大麥冬叁錢辰砂拌 遠志貳錢 菖蒲根壹錢貳分
龍膽草叁錢 連翹貳錢 白茯神叁錢
引蚯蚓糞叁錢 曬乾入藥。原醋一小匙和服。三劑肝邪
去而魂安。心氣實而語正。遂好

一人身體肥大。平日多食動濕之物。忽下部作腫。小便艱澀。出管甚熱。久則下身黃腫如湯椀。大醫爲利濕行水服藥不效。

予診脈洪而兼實。知是心經油膩太過。肥濕降入小腸。小腸爲化水之腑。濕氣下蒸。入於腎經。肥人脾肺多虛。故小便熱而外腎腫大。方用

赤芍肆錢　黑料豆肆錢　赤豆貳錢　木通壹錢伍分茵陳炒

赤石脂叄錢　防風壹錢伍分鹽水炒　肉蓯蓉叄錢　銀花叄錢

引車前汁一大匙。三服小便不甚艱難。加鮮地骨皮肆錢

又三服。其腫漸消。後以祛濕養脾而愈。

一人頭痛眩暈。情形顛追。症已四五年。百方無效。

予診細問情由。因暑日風吹而得。六脈洪大。

曰此必誤服祛風藥也。症源雖係風暑。亦兼鬱悶。當舒氣散結。兼清浮陽之火。自然見效。用

滑石叁錢　玉金叁錢　菊花尖叁錢

煎至半開。入薺菜叁錢。同煎十服。自好。

一人眩暈痰哮。日夜不停。甚至忽然暈倒。服化痰清火散風等劑。數年未愈。

予診細問情由。因麥場日曬頭眩。初起時即有痰哮。

曰此是虛陽上行。肺火不運。方用

瓜蒂柒個 玉金叁錢 薄荷貳錢
引橘白貳錢鹽捌分煎服三次症勢減退進以清涼之品全
愈。
一人口歪胸塞氣阻上焦時常舉發症已多年服藥不愈。
予診細看口歪偏於左邊知是肝症必因鬱悶日久氣虛
伏風。風動則口歪氣動則上阻方用
大白芍叁錢鉛水炒 青礞石叁錢醋煉 白蒺藜叁錢鉛水炒 蘆根伍錢
五味子柒粒用麵糊煨去麵入藥
引竹青叁錢 三服病減照原方加
杏仁貳錢 茨菇皮叁錢 又三服而愈。

一貴家新婦過門兩月，忽陰分作燒，夜有盜汗，從前天癸甚長，得病後每短縮，日瘦一日，飲食甚少，面黃皮焦。醫者調經養陰，藥皆香燥之品。貴家人參甚多，因病久氣虛，進以參鬚、獨參湯，愈服愈壞，漸至臥牀不起。聞予名，特於數百里外請診。脈象虛中帶實，

日：症因誤服人參，將肝血填補，不能運行，皮色焦黃，乃肝火灼入脾經，脾受肝尅，故食少；天癸短縮，血氣淤積之故。此病在初起時投以清潤之劑，何至久累？現已成水虧木旺之患。方用

白芍貳錢，鹽水炒　當歸身貳錢，酒炒　牡礪叁錢，醋煅　元胡索壹錢伍分

益母草貳兩先入酒炒後入水煎知母壹錢伍分阿膠珠貳錢引蓮鬚貳錢血餘壹團紅糖炒用東流急水煎服三劑後天癸即至肝脈已起加以調血清潤之品而愈

一人中腹氣臌或左或右初起尚小漸大之時伸氣不出飲食甚少復添厥逆之症醫謂濕氣鬱結所致諸藥不效。

予診胃部實大。日必有積滯在內非氣臌症細問平日曾食何物此人提醒說五月五日在家食角黍纔入口忽有人匆匆喊叫不好其時角黍下咽突受一驚吞時不覺久則似有物在左

邊結墜

日此病源也。茶米膠粘之物。因驚入胃。爲肝氣所裹。結如痞塊。漸成大鼓之象。短氣厥逆者。肺氣不舒。久乃閉塞也。

方用

皂角子玖個去核　升麻柒分　香櫞皮肆錢　柏樹皮捌錢

空心時煎服。服後取藥渣在臟處向上推揉。揉至二一次。稍覺活動。三次肺氣提升。突然嘔吐出一小毬。外有紅色。吐後臟消。頓思飲食。再服養氣滋血二三劑果愈。

一人舌上出血。眼如鍼孔。血皆紫色。中腹脹痛。服藥無效。予診心脈洪大。

曰此因心變火動。火不歸心。散亂上行之故。不必煎劑可用

紫金砂壹兩卽露蜂房實處酒煆　蘆會肆錢　貝母伍錢

共硏細末。蜜調爲丸。如桃核大。每早晚鹽湯服一粒。一月果愈。

一人舌上出血。眼如鋸齒。頭暈唇白。眼目帶紅。血出甚多不出卽脹。必用鍼刺。脹痛方好。此症已得年餘。服藥無效。

予診脈皆實大。

曰此是心氣。君火不濟。腎水上行。肺胃舌爲心苗。心火上

脹。故非刺不可須引心火歸原。則肺胃之火。不至引動方用

乾地黃叁錢 赤豆壹錢伍分鹽炒 連翹貳錢 竹青貳錢

石膏叁錢醋煅 犀角片壹錢伍分 黃連肆分

引雞蛋黃壹個懸煎 青鹽壹錢 三服漸愈。後加引血養心藥全好。

一人腎囊忽然漸腫。左邊獨硬。而大如雞子。通身發寒。並不作熱。年餘不愈。

予診腎脈虛中見實。曰此因勞傷而得。初則氣虛下降。久則腎中寒濕結聚。土

弱不能運火，故血氣不和而發寒，皆腎經氣降，寒濕所致。不必服藥，每日用元眼三枚，將外殼去盡，連肉核打碎，加海藻伍錢、豬溺管壹條，同煨服湯，可以漸好，食至半月果愈。

一人飲食入胃，氣熱如火，不能多食，下咽則面皆赤色，症延已八中焦，又添作痛之患，醫藥無效。予診肝部洪大，脾部虛滑，曰：此肝火制土，木太旺則土爲所剋，肝經虛火入脾，故食下如火，脾中元氣日削，故中焦作痛。法須專補元氣，培養脾土，用

半夏肆兩醋煮雄黃貳錢竹瀝薑汁各一杯

二藥爲末。用二汁和丸如梧子大。早晚用龍膽草叁錢煎湯服十五丸。半月元氣漸足。肝火亦平。飲食日多。調理全愈。

一人飲食下咽即吐。吐時氣力用足。反不知饑。症延半載。日見瘦削。醫謂將來必是嗝症。服藥無效。予診脈象右關虛數。曰此因積受虛寒。飽饑不均。胃氣受傷已久。胃傷則火旺。故吐後反不知饑。非嗝症也。不必服藥。用

半夏伍錢土炒生薑壹兩同煨。早晚服至十日有效。十日後

食漸不吐。後加

橘皮叁錢　葱白伍寸　四服而愈、

一人夜半皮寒內燒。不能安臥。午過方解。內熱皮寒如故。每交子刻即醒。醒時氣喘。醫診殆遍。或云陰虛。或云脾寒。肝熱。服藥不效。予診脈象肺部微芤。如捏葱管。曰此爲中空上實下虛之象。肺有積熱。積寒。寒火交爭。故子時發動。肺虛不能潛陽。故氣喘。方用和陰濟陽。解肺經寒熱。

黃芩壹錢伍分薑汁炒　桑白皮叁錢薑汁炒　法半夏貳錢　佩蘭貳錢蜜炙

司命秘笈　枕中秘要

焦穀芽叁錢 白茯苓叁錢乳蒸 見杏仁貳錢
引大麥鬚叁錢 陰陽水煎服。三劑病解。後加清肺滋陰而愈。

一人年甫三十。腰痛氣急。小便淋滑。色如白湯。飲食無味。肢體日瘦。醫治半載。服藥無功。予診脈象虛弦。曰。此必宿娼時忍精不洩。隱伏虛寒。敗精凝結腰腎之間。寒則腰痛。溺管元氣受傷。故氣急。小便難忍。元氣虛也。淋下白色。腎經寒也。方用

肉蓯蓉貳錢酒洗 破故紙貳錢 上肉桂捌分蜜炙 川椒玖粒

附子壹錢伍分醋炒　山萸肉貳錢　大熟地叁錢砂仁水薰

丹皮壹錢伍分薑汁炒

引煨薑壹片南棗貳個。煎服。平日宜多食豬腰子。加老薑貳兩

同煨七日而愈。

一人通身麻木。皮膚如癩。漸多縐摺。醫謂風濕串皮。服藥

無效。

予診細看皮裏隱露紅色。

日必因平日專食動火之物。血脈凝於經絡。不能流通。以

致麻木。血住則縐矣。不必服藥。可用

蛇脫壹條整　血竭貳兩　血餘叁團醋炙

取好酒三四觔煑服，一月血行麻止，皮緆盡舒。如兼風濕，亦可加祛風祛濕之藥，知醫者酌用之。

一人腦中痛如錐刺，痛半刻，鼻間流血約半小碗，痛止，旋覺頭空，遍醫無效。予診肝肺二脈，初按則虛，愈按愈實。問其病由，此人充當衙差，在路偶感邪症，服藥身出紅汗，惟頭上無汗，病亦遂愈，愈後頭腦時時作痛，已纍半年。予悟其理，參之脈象，知是邪熱未淨，太陽實火不能上升，前發汗時，藥力未透，致將熱邪停蓄頭腦，熱中生血，血無所歸，自由鼻中流出，仍須祛太陽實熱以歸陰分，方用

知母壹錢伍分黃柏捌分酒炒荆芥壹錢伍分酒炒乾地黃叁錢
犀角片壹錢貳分側柏葉壹錢伍分
引大竹葉拾壹片蒲黃壹錢伍分三服後。腦痛稍減。再加白菊
花叁錢當歸頭壹錢伍分醋炒。三服。鼻血漸止。後以調理而愈。

一婦產後。頭暈不知人事。眼閉肉跳。舉家慌張。口閉牙咬。
湯藥難下。命在須臾。
予適至其地。聞知此事。發心拯救。旁人通報其家。延診細
看。面白眼青。肝經閉塞。
曰此血暈也。急用好原醋燉熱。燒鐵器入醋。令醋味鑽入
鼻孔牙口。即開眼。亦能視。氣息頓轉。隨用

製半夏肆兩醋煮　川芎肆錢　香櫞皮貳兩

用蜜調膏艾湯童便和服食至三五日後量減果好

一小兒受寒汗出已解七八日後忽然口吐小蟲青黑色長寸餘一日三四次仍然作燒頭熱大便數日不行家只一子四處訪醫服藥無效

予診見此兒時刻喊叫一二聲後即作嘔吐蟲六脉皆旺曰此食蟲也凡人食飽則安蟲頭向下此兒胃經火旺不能安蟲蟲頭向上故內熱作燒再兼病後氣弱之故不難治也可用

藍靛拌鶴虱爲丸如圓眼核大每早中晚用五穀蟲煎

湯和一丸與食三日蟲頭向下火亦平復令戒食動濕
及腥味物仍用調脾淸胃藥服之後果愈
一人素好麵食食已多年忽然面黃腹內似有物串動醫
用理氣藥不效久則漸漸上行氣反阻逆飲食不進串
動之物漸大症延二載
予診脾脈大傷胃脈實大問知平日食麵
日串動非氣也多年麵毒積於脾胃致生麵蟲此蟲乃土
中濕毒愈久愈大食人精血此醫經所無之症每日用
楝樹皮伍錢　使君子柒個　雷丸貳錢
煎服一日二次服至三日吐出紅頭白身蟲數條後用

司命秘笈　枕中秘要

去土溼之藥。

茵陳貳錢　豬苓貳錢　白扁豆叁錢　芡實叁錢

黄芩壹錢伍分　黑梔子壹錢伍分

引車前子叁錢　焦穀芽叁錢　不數劑而愈。

一婦產後忽然心癢。百般難過。皮內並無濕氣。醫治不愈。症延五月。癢仍不止。面無血色。身日見瘦。皆謂血虛勞怯之症

予診細問產後所食何物。云多食醬油及甜辣之物。曰此即病源也。產後食醬。動濕生蟲。蟲伏肝經。細如寸絲。專耗肝血。食血故癢。最難去盡。必須甘以餌之。酸[illegible]飲之

方能引出肝外。用
雷丸和白蜜先食十日後用
豬牙皂角 壹錢 爲末熟礬 貳錢 楝樹汁 壹匙
煎出與食食至嘔吐爲止兩日後嘔吐細蟲形若亂絲。
復加調血平肝而愈。
另有一方專治小兒蟲積凡小兒食甜香之物俱易生蟲。
蟲在肺間大便而出往往腹痛不止可用
使君子燒爲末和白蜜外加 貝母 蔞皮其爲丸如
桃核大服之可以下蟲腹不生痛方可養肉此方最便
一富家陳姓下腹臟痛皮色帶青兩目圈皆暗青色延請

司命秘笈　枕中秘要

名醫服藥皆不見愈。訪予即診脈象洪實。面目浮青。知必肝臟中毒。因問曾食何物。其人細想夏日晚間食雞。曰此必遇蛇蟲百足之毒也。毒入肝經。引入丹田。故少腹臟痛。治用

明雄叁錢　青黛叁錢　藍靛肆錢

先用醋煆紅礬叁分。共爲細末。以多年鹽汁一酒杯加水糊丸。如皂角子大。每空心時開水服一丸。七日後小腹消動。後加利水藥。小便皆黑色。十服色由紅轉黄。症乃全好。仍令平日多食梨。遂無恙。

一人下部作熱如火。小便皆是赤淋。痛至暈絶。日見其瘦。醫謂腎經虧虛。膀胱火大。百藥不解。症延一載。予診視。其人年少貌美。脈氣虛軟之至。面無血色。曰此係色慾傷精。婦女陰火。衝入腎經。傷動命門之火。腎水日虧。邪火日熾。安得痊好。其家哀求不已。予爲細想。不必服藥。用

赤石脂捌兩以清白童便煆三次。後用醋煆三次。加

白通草貳錢鹽水炒共爲末。用老米汁糊丸。如梧子大。每早晚用鹽開水服十五粒。服至一月後。復診曰有命矣。腎經脈起。陰火歸原。仍服此丸再用

黃柏壹錢鹽水炒 大白芍貳錢鹽水炒 鮮首烏肆錢 兎絲子貳錢
大熟地叁錢銀花汁蒸 山萸肉貳錢 生草梢捌分
引黑料豆伍錢 貢淡叁個 四服如常。

一人乾作嘔吐。筋凝不能轉運。胸次飽悶。醫謂伏寒。服藥無效。予診脈遲而濇。知是中焦氣虛。虛則生寒。寒氣凝結。血絡不和。方用

吳茱萸貳錢 生薑叁片 大木瓜壹兩 用木刀片切。以水一升。煮至半升。五服果愈。

一人患心氣痛。痛時似有物上衝太陽。旋即頭痛喊叫不

已醫謂伏寒氣鬱。予診心脈大動。知是心經遏鬱不舒。血氣耗損。不能濟水。問夜間能安臥否。答云閉目一刻即醒。日心火耗矣。水火不濟。勢必上行。虛氣入腦。故心痛則腦亦痛。方用

大生熟地各叁錢　連翹貳錢　遠志貳錢　酸棗仁叁錢　大麥冬叁錢　白茯神叁錢　西琥珀玖分　赤豆壹錢伍分鹽水炒

引圓眼核伍個　五服而病愈。

一人身作乾熱。口內不生津液。小便脹於少腹。一日方行。行亦無多。服藥未效。

予診脈象心經實大，腎經虛滑。日此心火上旺，腎水下虧之象。心爲君火，上行而不下濟，故津液日涸，小便不利。腎氣已虛，膀胱太熱之故。方用

石菖蒲根壹錢貳分　上肉桂捌分和　大麥冬叁錢硃拌　肉蓯蓉貳錢　破故紙貳錢　滑石叁錢

引野料豆肆錢　竹葉片拾叁　七服而愈。

一人生下氣急，初不以爲意，至四五歲，下部虛腫，伸氣首不舒展，面色發紅，睪丸即大，腫時呼吸皆促，似乎虛喘，身體瘦弱，百方醫治。有云氣虛，有云膀胱濕氣，有云氣下降，有云肺氣逆，服藥無效。僅此一子，遇

予談及代爲診視。問其病由。云生下即氣促。下部即大。曰此子在母腹中。因母患咳嗽氣急。子隨大人呼吸。亦不能舒展。此先天中帶來之患。難期痊好。其家懇求。因悉悟其理。

日有逆治一法。每日用頭生雞卵一個。先用水煮兩滾。取出。用竹尖搗孔。後用童便煮一復時。與此子食。雞卵頭生。還算先天生氣。再者雞卵乃閟氣之物。以逆治氣。小兒童便清陽之氣所結。用以治之。或者可好。食至一月。氣不急。下部不大。後以調和脾土生金而愈。

一人中焦腹痛。痛時上身熱汗。下部作冷。痛即叫喊。上身衣皆脫盡。下部加蓋衣物。醫云清濁二氣。不能升降。或云肝陰虛弱。阻逆中焦。服藥無效。延予診脈虛中有實。弱中有强。曰此因平日慾念太多。不得如心。虛陽上升。濁陰下壅。陰陽不交。中焦阻隔。在中藏經內。爲陰陽否格之症。先要暢通中焦。升清降濁。三焦疏通。自然無病。方用

紅白通草各捌分 附子壹錢貳分 宣木瓜壹兩竹刀切片 玉金叁錢

引木通貳錢化中焦慾逆。三劑痛止。後用

熟地叁錢浸砂仁水蒸 生地叁錢取汁。和法半夏貳錢

將此四味。用豬肚壹具陰陽水煮食。運化兩氣。食至十

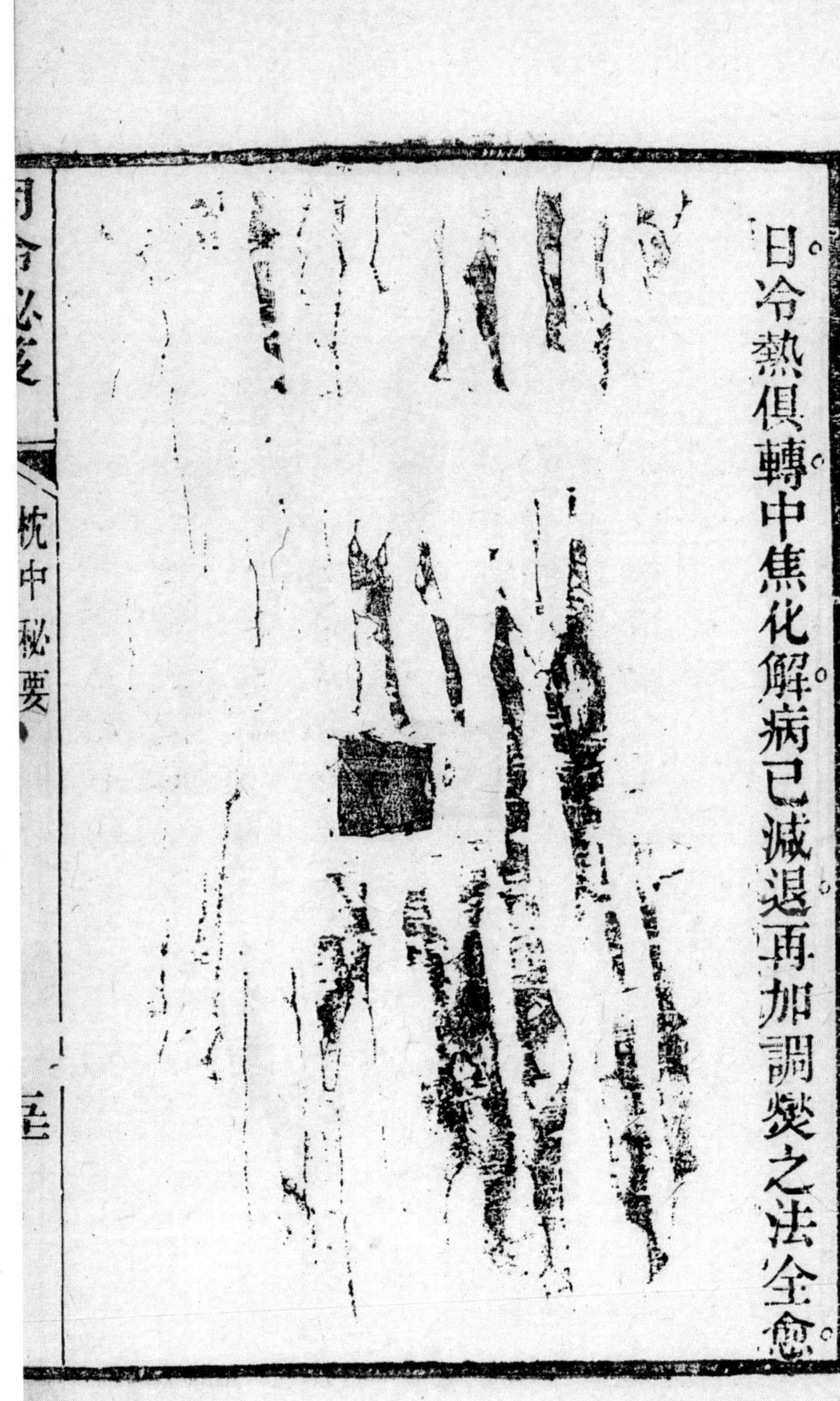
日冷熱俱轉。中焦化解。病已減退。再加調燮之法全愈。

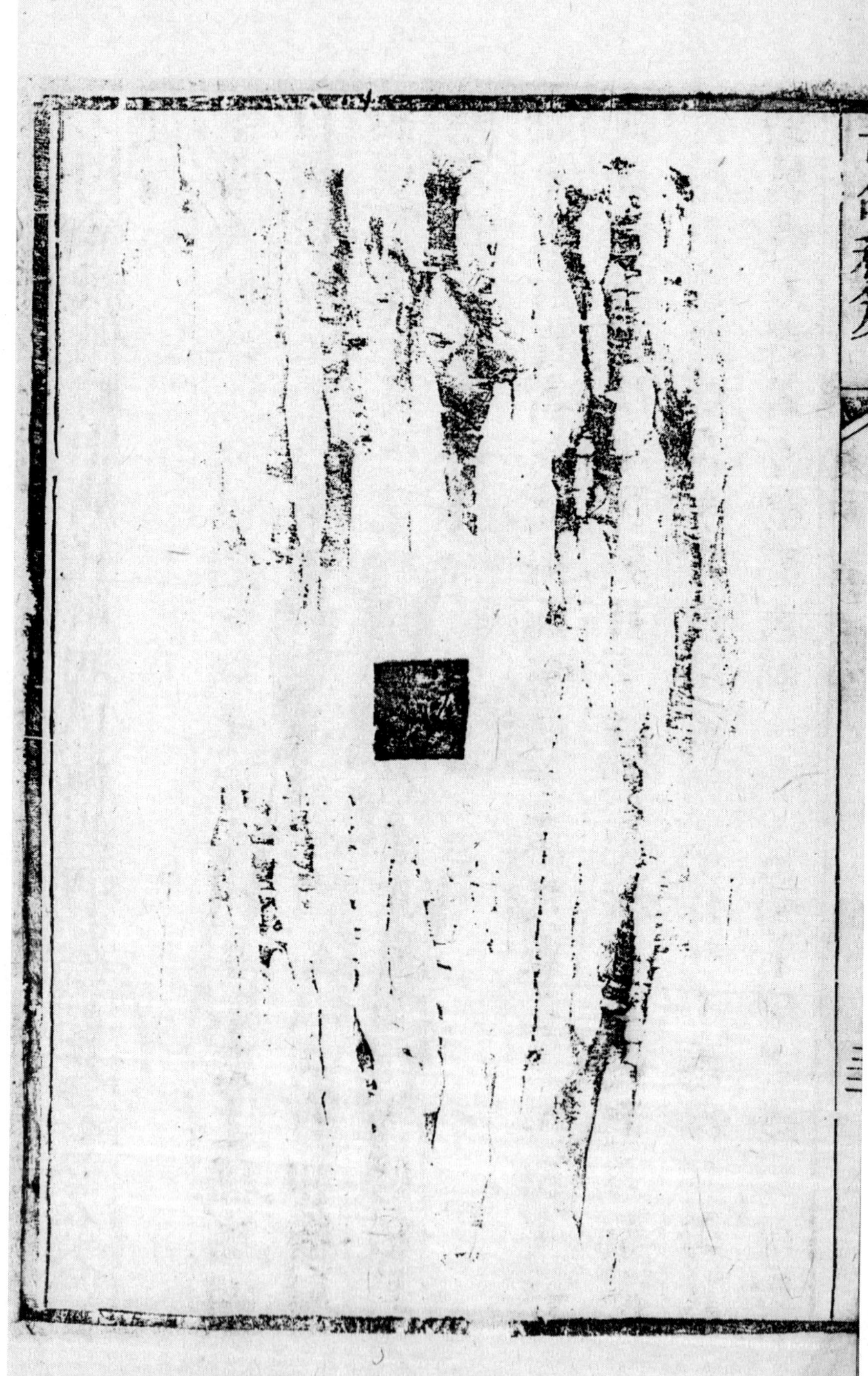

# 枕中秘要說

此吾

師臨證時察脈視色起死回生應心得手不傳之秘也溯自神農岐伯始以藥物治疾迨後商有巫咸周有和緩扁鵲傳至華佗葛洪輩一綫眞詮恍如道統維川而降纘其緒者其惟陶隱君及吾

師乎後有作者取此冊而翫味之舉凡致病之源與夫氣血虛實表裏陰陽胥於目下詳參指端細審慎選方藥溫涼得其當升降合乎宜攻補戒所偏汗吐下悉乘其勢其猶致誤人者蓋亦鮮矣否則一毫之錯千里之謬矣可勿

謹哉續吟一絕用附卷末

金匱奇珍渺白雲松風樓畔乏遺文天留秘笈敷鴻術元鶴飛來知是君

僕既薰沐纂修龍宮禁方續取枕中秘要詳加校勘凡魯魚亥豕沿訛踵謬之處悉爲刪訂釐正徇門下王生子康請也子康從事蓮社偕德勤諸君遊是歲之冬適遇友人陳兄守澄屬以校理僕時館槐蔭書屋爰就正焉事既竣復贅數言用志顛末

辛酉長至月慁忱氏呵凍書後

是笈也
眞人因壇弟子之請特諭
虎　鶴二仙傳以濟世者也
二仙逐次臨鸞傳示二三條自壬寅以迄辛酉始成卷
帙惜立願梓行之人命不從心未刊而卒忽忽數年
永始得接閱而深嘆千載不傳之秘久抑其傳心實
有所不忍願集同人而刊傳之幸刪稿明通未便增
減捧求
鑒核荷蒙
眞人訓諭曰爾婆心問世與吾心相合仍須細爲斟酌刪

繁就簡使人一望而知方爲允當因不獲已隨删隨

呈更易數次敬署嘉名始許付梓閲五月而告成兒

是書者益其傳廣其傳由是仁及四海澤及萬年豈

非

眞人之心與

諸聖之心所甚願也耶

妙香社弟子李守永百拜謹誌

# 附録一 《中華醫藏·第三編·叢書卷》總目

注：《中華醫藏·第三編·叢書卷》收録叢書共二十七種，影印成書共一百三十册。因卷次繁多，體量巨大，爲方便讀者使用，現將每種叢書單獨出版；爲便檢索，并將二十七種叢書總目及内容簡介，附於本書正文後。

**體仁彙編六卷（全二册）**

**芷園醫種不分卷（全二册）**

**雪潭居醫約八卷（全三册）**

**景岳全書六十四卷（全十册）**

第二册

第三册



第四册

第五册

**濟世全書三十二卷（全八册）**

第五册



第六册



第七册

**醫徵三十八卷（全三册）**

**己任編八卷（全一册）**

**御纂醫宗金鑑九十一卷（全十六册）**

第三册

第四册



第五册



第六册

第九册

第十册



第十一册



第十二册

第十五册



第十六册

**盤珠集十八卷（全三册）**



**沈氏尊生書七十二卷（全八册）**

第二册



第三册



第四册



第五册



第六册



第七册

## 聊復集五卷（全一册）



## 醫學四要十八卷（全三册）

第一册



第二册



第三册

**齊氏醫書四種二十卷（全四册）**

**醫學切要全集六卷（全二册）**

**醫學六種十一卷（全二册）**

**正誼堂醫書九種九卷（全一册）**



**連自華醫書十五種□□卷（全三册）**

第一册

第二册

第三册



**司命秘笈不分卷（全一册）**

# 附録二 《中華醫藏·第三編·叢書卷》内容簡介

## 體仁彙編六卷

明彭用光撰，明嘉靖二十八年（1549）應山傅鳳翺體仁堂刻萬曆三十二年（1604）檇李陸長庚重修本。

彭用光，生卒年不詳，廬陵（今江西吉安）人，約生活於明弘治末年至明嘉靖年間。著有《體仁彙編》《簡易普濟良方》《原幼心法》《續傷寒藴要全書》等。

全集共六卷，卷一、卷二爲《太素運氣脉訣》；卷三爲《叔和脉訣》，彭氏摘録集注叔和、東垣脉訣之精要，間有己見；卷四爲《十二經絡臟腑病情藥性》；卷五、卷六爲《試效要方并論》《試效要方》。據此集序，蔡經於嘉靖二十三年合刻彭氏所藏東海馮真人《太素脉訣》及彭氏摘録叔和、東垣脉訣、藥性與所嘗治病試驗方藥，總名《體仁彙編》，後彭氏復檢所遺漏方説增入，於嘉靖二十八年由傅鳳翶組織翻刻，較之原刻更加完備。

《中華醫藏》影印底本原書版框高二十一點八厘米，寬十五點五厘米。現藏中國國家圖書館。卷五原缺葉一一五，從他館補配。

（莊愛文）

# 醫學統宗八卷

明何柬編撰，明隆慶三年（1569）刻本。

何柬，生卒年不詳，字文選，號一陽子，海陵（今江蘇泰州）人。約生活於明代正德、嘉靖年間。孫一奎（1538—1600）《醫旨緒餘》載何氏自述『予先年精力時，以醫從師征南，歷剖賊腹，考驗臟腑』，中年時與嘉靖間名醫潘弼（號西泉居士）友善，相與尋繹醫經精義。劉浴德《脉學三書》爲其立傳。著作僅有《醫學統宗》一書傳世。

此集約成於嘉靖年間，含子書七種，依次爲《難經本義補遺》《治病針法》《滑氏診家樞要》《醫書大略統體》《滑氏伯仁卮言》《雜録》《試論》，國内現存書目多未載。其中《醫書大略統體》《雜録》《試論》爲何柬自撰，《治病針法》爲何氏集諸家針法。另校補滑壽醫書《難經本義》《診家樞要》《卮言》三種，可見何氏對滑壽之推崇。

《中華醫藏》影印底本原書版框高十九點六厘米，寬十三點六厘米。現藏日本京都大學圖書館。

（江凌圳　王英）

# 證治準繩四十四卷

明王肯堂輯，明萬曆三十年至三十六年（1602—1608）刻本。

王肯堂（1549—1631），字宇泰，號損庵，自號念西居士、鬱岡齋主，金壇（今江蘇金壇）人。幼時因母病延醫無效，鋭志學醫，官事之餘，博覽醫書，求教各方名醫，遍收民間秘方整理成帙。著有《醫鏡》《醫辨》《醫論》《靈蘭要覽》《鬱岡齋醫學筆塵》《胤産全書》《胎産證治》《醫學窮源集》等，輯有《證治準繩》《古今醫統正脉全書》。

此集自萬曆二十五年起歷時十一年陸續輯成，共含子書六種，包括《證治準繩》（後世稱《雜病證治準繩》）八卷、《雜病證治類方》八卷、《傷寒證治準繩》八卷、《幼科證治準繩》九卷、《女科證治準繩》五卷、《瘍醫準繩》六卷，後世將此六種合稱爲《六科證治準繩》或《六科準繩》。是一部彙集雜病、傷寒、女、幼、瘍諸科病證證治的大型臨床醫學叢書。

《中華醫藏》影印底本原書版框高二十四厘米，寬十四點一厘米。現藏上海圖書館。

（李延華）

## 醫學準繩六要十九卷

明張三錫纂，明萬曆刻崇禎十七年（1644）張維藩等重修聚錦堂印本。

張三錫，生卒年不詳，字叔承，號嗣泉，原籍盱江（今江西撫州），後居應天府（今江蘇南京）。家世業醫，博覽群書，深精醫理，於應天府醫界久負盛名，約生活於嘉靖至天啓年間。著作僅有《醫學準繩六要》一書傳世。

此集約成於明萬曆三十七年（1609）。共含子書六種十九卷，又名《醫學六要》，乃張氏博采群書，各萃其要而纂成。含《經絡考》一卷、《四診法》一卷、《病機部》二卷、《運氣略》一卷、《本草選》六卷、《治法彙》八卷。此集雖名『六要』，然包含診斷、中藥、方劑、針灸等諸多内容，涵蓋内、外、婦、兒諸科，且廣引經典及名家之言，可謂醫學之全書。

《中華醫藏》影印底本原書版框高二十厘米，寬十四點一厘米。現藏上海圖書館。

（孟子蛟）

## 芷園醫種不分卷

明盧復輯，明萬曆四十八年（1620）刻本。

盧復，生卒年不詳，字不遠，號芷園；釋名福一，字畢公，錢塘（今浙江杭州）人，生活於明萬曆、天啓年間。早年習儒，後棄儒業醫，晚年信佛。此集外，編著《本草綱目博議》，書未成即歿，由其子盧之頤續成《本草乘雅半偈》；另著《金篦釋文》，但未見傳世。

此集由《醫種子》附《芷園臆草》而成。其中《醫種子》成於明萬曆四十八年，包括《醫經種子》《醫論種子》《醫方種子》《醫案種子》四種，對古籍如實輯録，發揮較少。《芷園臆草》五種則皆爲盧氏『胸臆中語』，多有新意，其中《覆餘》《日記》《讀藥性題後》成於明萬曆四十八年前，《勘方》《存案》成於明天啓二年（1622）前後。

《中華醫藏》影印底本原書版框高二十三點二厘米，寬十五點二厘米；首册集前三則序言及末册《勘方》《存案》由多紀元簡據明天啓四年增修本補抄，無版框。現藏日本國立公文書館。

（李曉寅）

## 雪潭居醫約八卷

明陳澈編輯，明崇禎十四年（1641）著者自刻本。

陳澈，生卒年不詳，號雪潭，三山（今福建福州）人，約生活於明末清初。習舉業，精醫術，著作僅有《雪潭居醫約》一書傳世。

此書成於崇禎十四年，共八卷，每卷含一子目，依次爲《格致要論》《脉色解微》《疾病闡疏》《六淫分類》《内傷條辨》《雜症彙考》《女科正録》《藥症忌宜》，是一部彙集醫理、診斷、疾病、方藥等的綜合性醫書。

《中華醫藏》影印底本原書版框高二十二點三厘米，寬十三點五厘米，現藏浙江圖書館。此書原缺牌記、吴聖錫序與自序葉三，周之夔序爲抄配，皆從他館補配。

（高晶晶）

## 景岳全書六十四卷

明張介賓著，清康熙三十九年（1700）會稽魯超刻本。

張介賓（約1564—1642，一説1563—1640），字會卿，號景岳，别號通一子，會稽（今浙江紹興）人。年十四從父游京師，學醫於金英，盡得其傳。兼通象數、星緯、堪輿、律吕。著有《類經》《類經圖翼》《類經附翼》《景岳全書》等傳世。

此書成於景岳晚年，力不能梓，至清康熙三十九年由廣東布政使魯超捐俸刊行。全書共二十四集，六十四卷，每集俱列字號，依次爲『入道須從性理，明心必貫天人，謨烈聖賢大德，圖書宇宙長春』。含《傳忠録》三卷，《脉神章》三卷，《傷寒典》二卷，《雜證謨》二十九卷，《婦人規》二卷，《小兒則》二卷，《痘疹詮》四卷，《外科鈐》二卷，《本草正》二卷，《新方八略》一卷，《新方八陣》一卷，《古方八陣》九卷，《婦人規古方》一卷，《小兒則古方》一卷，《痘疹詮古方》一卷及《外科鈐古方》一卷。

《中華醫藏》影印底本原書版框高二十點三厘米，寬十四點五厘米，現藏中國中醫科學院圖書館。

（丁立維）

## 濟世全書三十二卷

清汪啓賢、汪啓聖選注，清汪大年等增補，清康熙二十年至四十年（1681—1701）刻本。

汪啓賢，生卒年不詳，字肇開，自號悟真子，清初歙縣（今安徽歙縣）人，康熙年間行醫於吴越間，精通各種養生術法。汪啓聖，生卒年不詳，字希賢，汪啓賢之弟。汪大年，生卒年不詳，字自培，汪啓賢之子。

此書陸續刊刻於康熙年間，收書二十七種，共三十二卷，包括《悟真指南》《添油接命金丹大道》《女媧氏煉石補天》《清静金丹大道》《六種應驗神方》《虚癆彙選應驗良方》《女科彙選應驗良方》《幼科彙選應驗良方》《外科應驗良方》《動功按摩秘訣》《中風癱瘓驗方》《蠱膈彙選驗方》《彙選方外奇方》《彙選增補應驗良方》《廣嗣秘訣驗方》《性命道統》《道體源流》《金丹撮要》《三峰祖師秘訣》《醒世理言》《養生須知》《食物須知》《湯液須知》《脉訣宗機》《醫學碎金》《明醫治驗》《臟腑辨論》。全集内容豐富，是明清以來傳統醫學養生學的集大成者。

《中華醫藏》影印底本原書版框高二十點八厘米，寬十三點二厘米。現藏上海圖書館。其中遺缺《廣嗣秘訣驗方》《明醫治驗》《臟腑辨論》三種，據國内他館同版本補配。《彙選方外奇方》原版本所缺葉二十六，據上海圖書館藏另一清康熙《濟世全書》刻本（殘本）補配；《廣嗣秘訣驗方》缺葉四十一至四十二，據他館同版本補配。

（竹劍平）

## 醫徵三十八卷

清沈明宗編注，清康熙三十二年（1693）以寧堂刻本。

沈明宗，生卒年不詳，字目南，號秋湄，檇李（今浙江嘉興）人，約生活於康熙年間。少攻舉子業，後潛心禪宗，旁通醫典，爲海鹽（今浙江嘉興）名醫石楷（字臨初）之徒。曾客游燕都（今北京），後定居邗江（今江蘇揚州），以醫爲業，負疴求診者衆。據其門生李蕙此集《女科附翼》跋云，沈氏撰有《温熱病論》《虚勞内傷》《天元樞法》《傷寒辭潔》《坤儀髓要》《客窗偶談》《治證神機》《雜病》等書一百餘卷，合稱《醫徵》。然考存世之《醫徵》，僅有書六種三十八卷，疑爲未全之本。

此集成於康熙三十一年，初刊於康熙三十二年。含子書五種，附録一種，共六種三十八卷。依次爲《金匱要略編注》二十四卷，《傷寒六經纂注》八卷，《温熱病論》二卷，《虚勞内傷》二卷及《女科附翼》一卷。末附《客窗偶談》一卷。

《中華醫藏》影印底本原書版框高二十點四厘米，寬十三點五厘米，現藏中國科學院文獻情報中心。

（丁立維）

## 醫學粹精八卷

清陳嘉璴輯，清乾隆十四年（1749）道南堂刻本。

陳嘉璴，生卒年不詳，字樹玉，號友松，晋陵（今江蘇常州）人，生活於康熙年間。素業儒，博學多才，善詩文，嗜古帖，精研内典，纂輯藏經，以醫名於時。

此集又名《醫家秘奥》，成書於康熙三十三年（1694），含明周之幹（字慎齋）撰、清陳嘉璴注《周慎齋先生脉法解》，明周之幹及弟子《周慎齋先生三書》，明查萬合（字了吾）《查了吾先生正陽篇選録》，明胡慎柔《胡慎柔先生五書要語》，清陳嘉璴《筆談》五種。其中，先是周氏傳學於查氏，查氏傳學於胡氏，復薦胡氏學於周氏，三家之學一脉相承。陳氏尤得力於周氏之書，注疏周氏所撰《脉法》爲《周慎齋先生脉法解》，且附自撰《筆談》爲末，并將其他三書合輯，展現出慎齋學派的面貌。

《中華醫藏》影印底本原書版框高十七厘米，寬十二厘米，現藏浙江省中醫藥研究院圖書館。

（安歡）

## 證治大還四十三卷

清陳治輯，清康熙雲間貞白堂刻本。

陳治，生卒年不詳，字三農、山農，璜溪（今上海金山）人。家世業儒，先人多入仕，閑暇兼治岐黄之術。治承家學，爲諸生，喜丹青，善詩文，精醫道。另著有《貞白堂稿》傳世。

此集成書於康熙年間，乃陳氏擇其先人著述之切要者，陸續編輯而成。康熙三十六年（1697）由石琳、張天覺、張建績捐俸助梓。此集共六種四十三卷，含《陳氏傷寒近》前後集各五卷，《陳氏醫學近編》二十卷，《濟陰近編》五卷，《陳氏幼幼近編》四卷，《陳氏診視近纂》二卷，《陳氏藥理近考》二卷。內容涉及醫理、藥理、診斷、老幼男婦諸病證治與衆醫家之言。

《中華醫藏》影印底本原書版框高十七點二厘米，寬十三點九厘米，現藏日本國立公文書館。

（崔一迪）

# 己任編八卷

清楊乘六評，清雍正十年（1732）衙三堂刻本。

楊乘六，生卒年不詳，字以行，號雲峰、潛邨，西吴（今浙江湖州）人，生活於康乾年間。《續修四庫全書總目提要》載『其論醫最推重高鼓峰、吕留良二人，蓋源出於浙東張介賓、趙獻可，專尚温補』。著作有《臨症驗舌新法》《潛邨醫案》等傳世。

此集成於清雍正三年，共八卷，係楊氏輯評明末清初醫家高鼓峰《四明心法》三卷、《四明醫案》一卷、吕留良《東莊醫案》一卷、董廢翁《西塘感症》三卷，三家四部醫書彙共之編，總名『己任』寓『以天下爲己任』之意，又名《醫宗己任編》。因此集以高鼓峰之作爲主，故也有稱《高鼓峰先生己任編》《高鼓峰先生心法》者。

《中華醫藏》影印底本原書版框高十七點九厘米，寬十三點五厘米，現藏上海圖書館。

（莊愛文）

## 御纂醫宗金鑑九十一卷

清吴謙等輯，清乾隆武英殿刻本。

吴謙，生卒年不詳，字六吉，歙縣（今安徽歙縣）人，約生活於清康熙、乾隆年間，以諸生於太醫院肄習，尤崇仲景之學，官至太醫院判，奉命爲總修官，修書以正醫學而成此集。

此集約於乾隆七年（1742）集成，含子書十五種，凡涉醫十一科。卷首列奏疏三篇、進表一篇、纂修諸臣職名、凡例、目録。正文首爲《訂正仲景全書傷寒論注》十七卷、《訂正仲景全書金匱要略注》八卷，次爲《删補名醫方論》八卷、《編輯四診心法要訣》一卷、《編輯運氣要訣》一卷、《編輯傷寒心法要訣》三卷、《編輯雜病心法要訣》五卷、《編輯婦科心法要訣》六卷、《編輯幼科雜病心法要訣》六卷、《編輯痘疹心法要訣》四卷、《編輯幼科種痘心法要旨》一卷、《編輯外科心法要訣》十六卷、《編輯眼科心法要訣》二卷、《編輯刺灸心法要訣》八卷，末爲《編輯正骨心法要旨》四卷。

《中華醫藏》影印底本原書版框高二十一點九厘米，寬十六點一厘米，現藏中國中醫科學院圖書館。原書卷二十二缺葉七、八，據國家圖書館藏同版本補配。

（余凱）

# 盤珠集十八卷

清嚴潔、施雯、洪煒纂輯，清嘉慶九年（1804）小眉山館木活字本。

嚴潔，生卒年不詳，字青蓮，號西亭。施雯，生卒年不詳，字文澍，號澹寧。洪煒，生卒年不詳，字霞城，號緝庵。三人同里，皆姚江（今浙江餘姚）人，約生活於清乾隆年間，人稱『姚江三醫家』。診病遇險難之證，三人常反復研討，始施方藥。融各自體會，或獨撰或合撰而彙爲《盤珠集》。

此集成於清乾隆十五年至二十六年（1750—1761）間，含《得配本草》《氣運摘要》《脉法大成》《胎產症治》《虚損啓微》五種十八卷，包括本草、運氣、脉法、胎產、虚損等内容，皆三家之臨證心得。嘉慶九年（1804）由後人施愛亭、洪西郊及同里張焕共同刊行。

《中華醫藏》影印底本原書版框高十八點八厘米，寬十四點二厘米，現藏浙江省中醫藥研究院圖書館，《胎產症治》《虚損啓微》采用寧波市天一閣博物院館藏同版本補配而成。

（周維　江凌圳）

# 沈氏尊生書七十二卷

清沈金鰲撰，清乾隆四十九年（1784）錫山奇豐額安徽刻五十二年（1787）增修本。

沈金鰲（1717—1776），字芊緑，號汲門，贈號再平，晚號尊生老人。無錫（今江蘇無錫）人。早歲習儒，廪貢生，學識淵博，經史皆通，善詩文及醫卜之術。除本集外，尚著有《芊緑草堂文稿》、《尚書隨筆》（録呈四庫館）、《毛詩隨筆》、《易經隨筆》等。

沈氏以古之醫書詳此略彼，紛見雜出，謬解訛傳，因統會平日所讀方書，采前人之長，參互考訂而成此集，含《雜病源流犀燭》《傷寒論綱目》《幼科釋謎》《婦科玉尺》《要藥分劑》子書五種，共七十二卷。此集自乾隆三十八年至三十九年（1773—1774）陸續撰成，集名取『人之生至重，必知其重而有以尊之』（自序）之義。

《中華醫藏》影印底本原書版框高十八厘米，寬十三點六厘米，現藏上海圖書館。

（孫舒雯）

## 鄭氏彤園醫書二十二卷

清鄭玉壇撰，清光緒二十五年（1899）星沙述古書局木活字本。

鄭玉壇，生卒年不詳，字彤園，長沙（今湖南長沙）人。清代醫家。約生活於清乾隆、嘉慶年間。少時好讀其父手録之醫書，喜以醫藥濟人。晚年專心纂萃方書，尤服膺吴謙等所編撰《御纂醫宗金鑑》，以爲藍本，復搜各家之説，結合自己的臨床經驗，闡幽發微，撰爲此集。此外，别有《彤園本草》。此集成於乾隆六十年（1795），初刊於嘉慶元年（1796），含《大方脉》《彤園幼科》《彤園婦科》《彤園外科》四種，計二十二卷。鄭氏以發揮仲景傷寒爲宗旨，以傷寒爲百病之法，對各種病症闡述其分證論治之奥旨，兒科、婦科、外科亦衷仲景之學，廣搜各家之説，結合臨床實際，節删增益，且繪圖立説，旨歸切要。

《中華醫藏》影印底本原書版框高十八厘米，寬十點五厘米，現藏中國中醫科學院圖書館。

（江凌圳）

# 聊復集五卷

清汪必昌輯纂，清嘉慶十五年（1810）刻本。

汪必昌（1754—？），字燕亭，新安（今安徽歙縣）人。家世業儒，幼時辛苦，爲除母恙及生計故，弃儒習醫。爲廣見聞，游吴越，歷齊魯，到燕趙，入京都。居京城逾廿載。任御前太醫九年，获嘉慶帝封賞。有感於不得更與同院同人黽勉供職以報天恩，遂采輯平生所學而成此集，期與同院同人切磋。此集外，另撰有《傷寒婦科》五卷（已佚）、《傷寒三説辨》一卷，另有《聊復集・怪證彙纂》等四種一册（未刊稿本）。

此集成於嘉慶十五年（1810），凡五卷，分仁、義、禮、智、信等子集，依次爲《醫階診脉》《醫階辨證》《醫階辨藥》《眼科心法》《喉齒科玉鑰全函》。此集重視分門别類，所收五書，診脉、辨證、辨藥等依次進階，眼科、口齒咽喉等分科叙述，内容既不錯雜又相互聯繫，方便醫家選擇研習。

《中華醫藏》影印底本原書版框高十八點八厘米，寬十二點二厘米，現藏中國中醫科學院中國醫史文獻研究所。

（朱建平）

# 醫學四要十八卷

清蔡貽績輯，清道光三年（1823）翰墨園刻本。

蔡貽績（約1752—1823後），字乃菴，攸縣（今湖南株洲）人。清代醫家。三十歲左右補弟子員後，即無意於功名，殫心醫學。除《醫學四要》外，另著有《四書詮考彙抄》《石經考正》《歷代帝王詩賦會紀》《歷代書畫綜覽》，未見刊行。

此集於嘉慶十七年至道光三年（1812—1823）陸續輯成付梓，含《醫學指要》六卷、《傷寒温疫抉要》五卷、《醫會元要》一卷、《内傷集要》六卷，共四種十八卷，是一部針對脉學、經絡、外感、内傷的專題性叢書。

《中華醫藏》影印底本原書版框：《醫學指要》《傷寒温疫抉要》《内傷集要》高十五厘米，寬十點一厘米；《醫會元要》高十五點八厘米，寬十點五厘米，現藏中國中醫科學院圖書館。其中《醫學指要》卷五缺葉五十六。

（高晶晶）

# 醫述十六卷

清程文囿輯，清道光十三年（1833）刻本。

程文囿（約1761—1833後），字觀泉，號杏軒，歙縣（今安徽歙縣）人。清代新安醫家。少業儒，博學工詩，自弱冠起潛心醫學，後漸醫名顯卓，且醫德高尚。《〔民國〕歙縣志》載其『工醫并能詩，每於臨證之暇，取先正之書，反覆披閱，語有精粹，輒隨札記』，著《杏軒醫案》三卷，另有詩著《觀泉詩鈔》二卷。

據《醫述》清光緒十七年（1891）涇川朱氏漢上刻本書末『觀泉氏自識』及《杏軒醫案》許樸序，此集編輯始於乾隆五十七年（1792），終於道光九年（1829），共十六卷，含《醫學溯源》二卷，《傷寒提鈎》《傷寒析疑》各一卷，《雜證彙參》八卷，《女科原旨》《幼科集要》《痘疹精華》《方藥備考》各一卷。全書雖皆述舊，但『所輯群言，祇期切要』，於古今醫術揭要提綱，學者讀之可遵道得路。

《中華醫藏》影印底本原書版框高十九點六厘米，寬十四點九厘米，前八卷現藏中山大學圖書館，後八卷現藏成都中醫藥大學圖書館。

（李曉寅）

## 齊氏醫書四種二十卷

清齊秉慧撰輯，清道光刊本。

齊秉慧（1764—？），字有堂，號戎州逸士，叙州（古稱戎州，今四川宜賓）人。自幼聰敏好學，習舉子業，逢家遭變故，以教書、經商糊口，然體弱多病，遂弃商業醫，復廣讀古今醫書，晚年自梓此集。

此集約成書於清嘉慶十一年至清道光十六年（1806—1836）間，含《齊氏醫案崇正辨訛》（《醫案》）、《齊氏家傳醫秘》（《醫秘》）、《痘麻醫案》《痢證匯參》醫書四種，其中前三書爲齊氏自著。《醫案》卷一、卷二論六經辨證，卷三論先天腎和命門學説，卷四、卷五論後天脾胃學説及證治，卷六爲婦兒外科治案。《醫秘》上卷以八綱論病，下卷闡雜證諸法，爲齊氏臨證之經驗總結。《痘麻醫案》上卷論痘疹病因病機、臨床症狀和轉歸，下卷論痘疹治法、彙集效方。《痢證匯參》十卷，爲齊氏重鐫清吴道源之作并附己驗案。

《中華醫藏》影印底本原書版框高十七厘米，寬十一厘米，現藏長春中醫藥大學圖書館。

（余凱）

# 醫學切要全集六卷

清王文選輯，清道光二十七年（1847）重慶饒氏刻光緒八年（1882）重印本。

王文選（約1804—1889），字錫鑫，號席珍子，又號亞拙山人，萬縣（今重慶萬州）人，爲晚清巴蜀普及類中醫著作的代表醫家，擅長鑒面鑒舌辨證，以醫知名。著作有《存存彙集》《光明眼科》《遂生外科》《方便一書》《壽世醫鑒》等傳世。

此集成書於清道光二十七年，含《醫學切要》《眼科切要》《幼科切要》《痘科切要》《外科切要》《奇方纂要》六種六卷，卷六後附清代黃爲良編輯《醫學一統》一卷。此集屬於中醫普及類書籍，主要以歌訣形式介紹中醫基本知識，詳述眼科、幼科、痘科、外科等各科疾病的病因病機、診斷和辨證治療、常用方藥。

《中華醫藏》影印底本原書版框高二十點三厘米，寬十二點八厘米，現藏中國中醫科學院圖書館。

（毛偉波）

# 醫學六種十一卷

清屠道和纂，清同治二年（1863）湖北育德堂刻本。

屠道和，生卒年不詳，字燮臣，孝感（今湖北孝感）人。約生活於清嘉慶至同治年間，儒業、官事之餘，博覽醫書，纂集《醫學六種》傳世。

此集含《本草彙纂》三卷，《脉訣彙纂》二卷，《藥性主治》《分類主治》各一卷，《雜證良方》《婦嬰良方》各二卷（兩書合稱爲《普濟良方》，卷次相連），合刊於同治二年，是一部以彙纂爲主的本草、脉學、方劑類專題性叢書。

《中華醫藏》影印底本原書版框高十七點九厘米，寬二十四點九厘米，現藏中國中醫科學院圖書館。其中《婦嬰良方》卷四缺葉七、二十五。

（高晶晶）

# 泉唐沈氏醫書九種十三卷

清沈靈犀編，清稿本。

沈靈犀，生卒年不詳，泉唐（今浙江杭州）人。清代晚期醫家，生平未詳，其著作僅《泉唐沈氏醫書九種》存世。

此集約成於清光緒元年（1875），九種十三卷，包括《傷寒分類集成》三卷，《傷寒摘要》二卷，《讀金匱要略大意》二卷，《中風簡要》《諸痹彙要》《痿證大要》《虚勞要則》《水氣指南》《温病方書》各一卷。

叢書以輯録經典及前人醫著爲主，間亦糅和本人臨證經驗，但發揮較少。

《中華醫藏》影印底本原書版框高十九點五厘米，寬十九點三厘米，現藏中國中醫科學院圖書館。

（李曉寅）

# 田晋蕃醫書七種不分卷

清田晋蕃撰，清光緒五年至十年（1879—1884）稿本。

田晋蕃（？—1903），號杏邨，會稽（今浙江紹興）人。祖籍四川，四世祖時遷入紹興。舉人出身，越中名儒，官至内閣中書。兼精醫術，注重醫學名物訓詁考據，擅理論、臨床，然不營醫業。門人董金鑒傳其學，近代名醫楊質安，著名革命家、教育家、政治家蔡元培，皆與之交厚。子田寶祺，字春農，光緒十四年（1888）舉人。

此集成於清光緒五年至十年間，包括《醫經類纂》《内經素問校證》《醫稗》《名家雜抄》《田晋蕃日記》《中西醫辨》《慎疾格言》七種。全面反映了田氏推崇醫經、獨創新論、中西并重的醫學理念和治學方法，爲清代中西匯通醫學類叢書之典範。

《中華醫藏》影印底本原書版框高十七點四厘米，寬十二點五厘米，現藏中國中醫科學院圖書館。原書缺《田晋蕃日記》。

（江凌圳　胡晶）

## 正誼堂醫書九種九卷

清王廷鈺撰編，清光緒十二年（1886）稿本。

王廷鈺，生卒年不詳，字西岑，保山（今雲南保山）人。約生活於清同治、光緒年間。曾任直隸河間府甯津縣知縣。家世業醫，儒業之外究心醫學，尤其推崇仲景學説，謂『河間心法，一時之治術也；仲景論説，醫學之準繩也』（《讀傷寒論歌》自序）。

此集成於光緒十二年（1886），含子書《醫林字典》《讀傷寒論歌》《外感傷寒證提綱》《諸痛證提綱》《喉症類集》《時疫白喉捷要》《生産妙訣十六歌》《兒科痘證歌》及《醫學心得》九種。全集有醫論，有治法，有方藥，述其個人醫學見解。

《中華醫藏》影印底本原書無版框，書高二十九點六厘米，寬十五點八厘米，現藏中國中醫科學院圖書館。

（石芹芹　江凌圳）

## 連自華醫書十五種□□卷

清連自華撰，清光緒十九年（1893）稿本。

連自華，生卒年不詳，字書樵，錢塘（今浙江杭州）人，約生活於清道光至光緒年間。名醫連寶善之子。以優貢生官於湖南，歷任慈利、興寧等地知縣，纍官武岡知州，爲官多惠政。得家傳，亦精於醫。子連文沖，官至内閣中書，亦以醫鳴。

此集成於清同治八年至光緒十九年（1869—1893），含《程文仿》《汪仲伊雜病輯逸》《脉訣訂真》《望診》《望診補》《證治針經廣證》《温熱指南》《喉證方案》《京城白喉約説》《行餘書屋醫論附醫案》《有恒雜記》《醫略》《寄京醫札》《示兒編》《讀婦科心法志疑》十五種。諸書多爲連氏習醫、行醫過程中隨時所録所記，系統地反映了連氏醫學見解、臨證心得。集後附《串雅内編》《串雅外編》《咽喉脉證通論》。

《中華醫藏》影印底本原書無版框，書高二十四點五厘米，寬十三點八厘米，現藏中國中醫科學院圖書館。原缺《望診》《汪仲伊雜病輯逸》《温熱指南》三種，後二種分别以《傷寒雜病論合編·雜病論輯逸》稿抄本、清光緒姜升《温證論治》稿抄本補配。

（江凌圳　李健）

## 司命秘笈不分卷

原題唐孫思邈傳，清李守永刪訂，清同治四年（1865）揚州穆氏近文堂刻本。

孫思邈（581—682），京兆華原（今陜西銅川）人，道號紫塵先生。隱居太白山。隋文帝、唐太宗及高宗時授官，均辭謝不受，後世尊稱爲『藥王』。著述豐富，尤以《備急千金要方》三十卷、《千金翼方》三十卷影響最大。李守永，生卒年不詳，於清咸豐十年（1860）加入民間道教社團龍川妙香社，後受托主持此集之修訂。

此集托稱紫塵孫氏應妙香社嗣子之請降筆而成，由妙香社虎覺、鶴超二仙逐次臨鸞傳示，自道光二十二年（1842）開始編修，至咸豐十一年始成全帙，經愚忱氏校訂，同治三年復由李守永刪訂付梓。集含《龍宮三十禁方》《華祖青囊外症十方》《枕中秘要》三種。

《中華醫藏》影印底本原書版框高十八點三厘米，寬十二點八厘米，現藏上海圖書館。

（丁立維）